10万個の子宮

あの激しいけいれんは
子宮頸がんワクチンの
副反応なのか

村中璃子

平凡社

はじめに

「僕たち日本人の医者だけ、あとどのくらい子宮を掘り続ければいいんですか?」

筆者の母校、北海道大学での講演会で、最前列の隅にいた若い産婦人科医がした質問だ。子宮を掘る、つまり、子宮を摘出するということ。日本では毎年、子宮頸《けい》がんによって3000の命と1万の子宮が失われている。世界では毎年、53万人が新規に発症し、27万人が命を落とすと言われる。

けれども今は子宮頸がんを予防するワクチンがあり、世界130カ国以上で使われている。近い将来、ワクチン接種率を上げた国では子宮頸がんは過去の病気となるだろう。

若い産婦人科医は続けた。

「ワクチンがあるのに使われていないのは本当に無念です。でも、この問題を口にするのは憚《はばか》られます」

2013年4月、子宮頸がんワクチンは日本でも定期接種となった。しかし、わずか2

カ月後の6月、ワクチンを打った子を持つ親たちからのわが子に神経の異常を思わせる症状が始まったという訴えを受け、政府は子宮頸がんワクチンの「積極的な接種勧奨の一時差し控え」を決定した。

　小児科医たちは、子宮頸がんワクチン導入以前から思春期のこうした症状はさんざん見てきたと言った。厚生労働省が集めた専門家による「予防接種・ワクチン分科会副反応検討部会」も、症状は身体表現性のものでワクチンとは関係のない症状の「紛れ込み」の可能性が高いという評価を下した。

　それでも、テレビは「ワクチンのせいだ」と訴える少女のけいれんする姿や車椅子の映像を繰り返し流した。周りの大人は、けいれんする少女やうまく歩けない少女を携帯電話で撮影してインターネットへ投稿し、積極的にテレビの取材を受けた。大多数のまっとうな医者たちは、「心ない医者に、気のせいだと言われた」「ワクチン会社から金をもらっている」などと激しく攻撃され、面倒になって黙ってしまった。

　世界中どの国でも、新しいワクチンが導入されればそれに反対する人は必ず出てくる。しかし、日本には、他の国にはない厄介なことがふたつあった。ひとつは、政府がサイエンスよりも感情を優先したこと。もうひとつは、2014年初頭、わざわざ病名まで作って「薬害」を唱える医者たちが登場したことだ。「一時」差し控えが3年に及んだ201

6年7月27日、日本政府は、世界で初めてとなる、子宮頸がんワクチンによるという被害に対する国家賠償請求訴訟を起こされた。

昨今、科学的根拠に乏しいオルタナティブファクトやフェイクニュースが、専門的な知識を持たない人たちの「不安」に寄り添うように広がっている。筆者は医師として、守れる命や助かるはずの命をいたずらに奪う言説を見過ごすことができない。書き手として、広く「真実」を伝えなければならない。これが本書を執筆することになったきっかけである。

子宮頸がんワクチン問題について取材を始めたのは3年前のことだ。それから約1年かけて取材を重ね、2015年10月、嚆矢《こうし》となった記事「子宮頸がんワクチン再開できず日本が世界に広げる薬害騒動」（ウェブ版では「あの激しいけいれんは本当に子宮頸がんワクチンの副反応なのか」）を発表した。その後も、反ワクチン論者からの激しい抗議に遭いながらも、医師や科学者からの大きな支持を追い風に続編を発表し続けた。しかし、トラブルを避けたいメディアからは距離を置かれるようになり、記事を発表する機会は失われていった。

メディアの暖簾《のれん》を借りてこの問題について書くことができなくなってから1年近くが過ぎた2017年11月30日、筆者は科学誌「ネイチャー」などが主催する、ジョン・マドッ

◆筆者のジョン・マドックス賞受賞を報じる「ガーディアン」ウェブ版のスクリーンショット

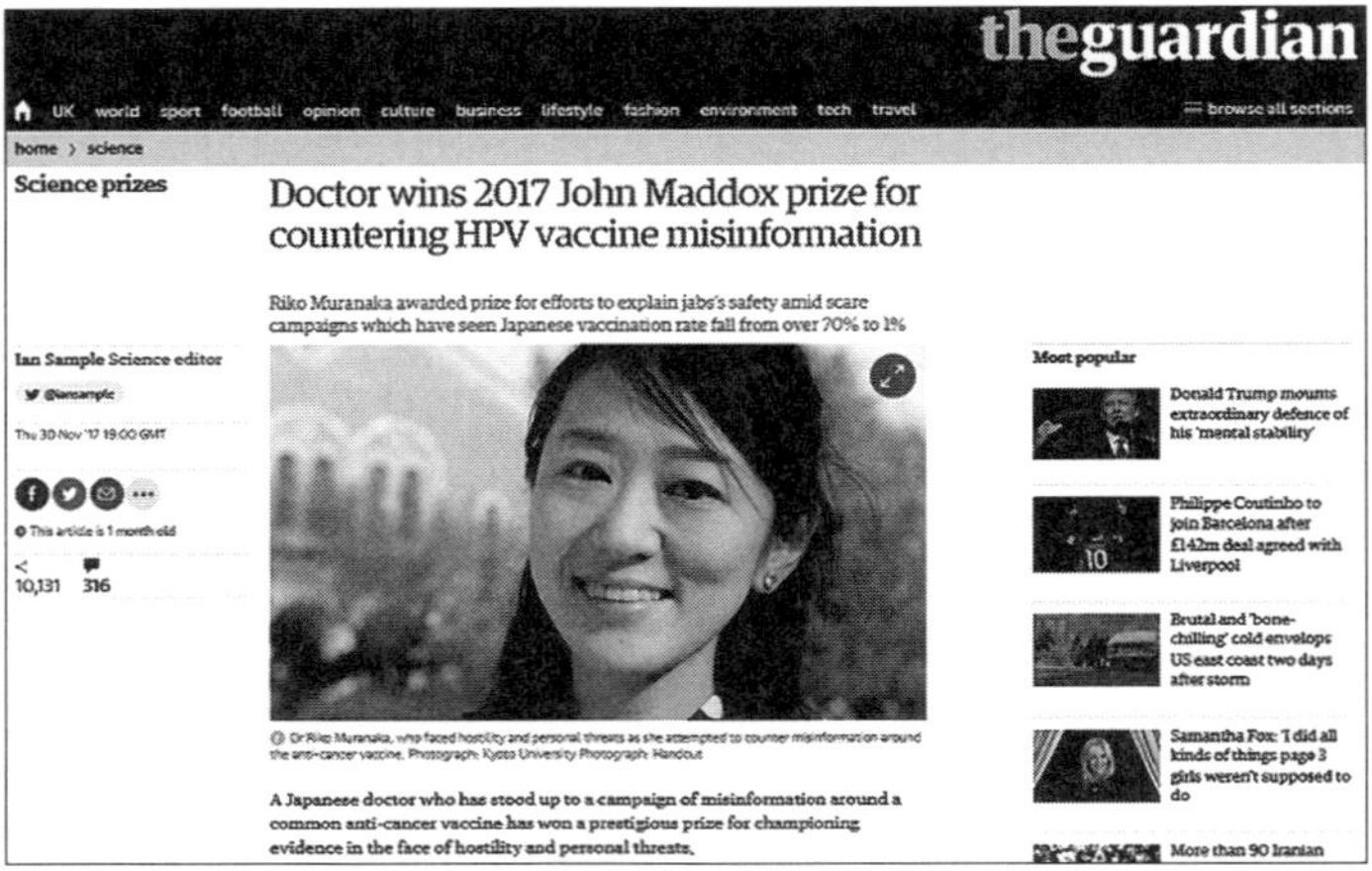

theguardian

UK world sport football opinion culture business lifestyle fashion environment tech travel browse all sections

home › science

Science prizes

Doctor wins 2017 John Maddox prize for countering HPV vaccine misinformation

Riko Muranaka awarded prize for efforts to explain jabs's safety amid scare campaigns which have seen Japanese vaccination rate fall from over 70% to 1%

Ian Sample Science editor

@iansample

Thu 30 Nov '17 19.00 GMT

This article is 1 month old

10,131 316

Dr Riko Muranaka, who faced hostility and personal threats as she attempted to counter misinformation around the anti-cancer vaccine. Photograph: Kyoto University Photograph: Handout

A Japanese doctor who has stood up to a campaign of misinformation around a common anti-cancer vaccine has won a prestigious prize for championing evidence in the face of hostility and personal threats.

Most popular

Donald Trump mounts extraordinary defence of his 'mental stability'

Philippe Coutinho to join Barcelona after £142m deal agreed with Liverpool

Brutal and 'bone-chilling' cold envelops US east coast two days after storm

Samantha Fox: 'I did all kinds of things page 3 girls weren't supposed to do

More than 90 Iranian

クス賞を与えられた。ジョン・マドックス氏は「ネイチャー」の編集長を22年務めた人物で、彼の名を冠したこの賞は、困難や敵意に遭いながらも、公共の利益のためサイエンスを世に広めた人物に与えられるものである。

審査委員会の講評はこのようなものだった。

「子宮頸がんワクチンをめぐるパブリックな議論の中に、一般人が理解可能な形でサイエンスを持ち込み、この問題が日本人女性の健康だけでなく、世界の公衆衛生にとって深刻な問題であることを明るみにしたことを評価する。その努力は、個人攻撃が行われ、言論を封じるために法的手段が用いられ、メディアが萎縮《いしゅく》する中でも続けられた。これは困難に立ち向かって科学的エビデンス（証拠）を守るというジョン・マドックス賞の精神を体現するものである」

これは日本という国への警告でもある。

最初に日本だけで毎年、３０００の命と1万の子宮が失われていると述べた。日本では国家賠償請求訴訟が終わるまでには10年を要すると言われる。国賠が終わるまでは、接種再開を決断できる首相や官僚は出ないだろうとも言われている。よって、日本政府の言う「一時」差し控えがもし10年であるならば、日本の産婦人科医たちは、あと10年、あと10万個の子宮を掘り続けることになる。

ひょっとすると若い産婦人科医は、ただ「子宮をとり続ける」と言っただけなのかもしれない。しかし、私には柔らかな女性たちの体から「掘り」出され、持ち主を失って、ただの「もの」となってしまった無数の子宮が見えた。

掘り出した10万個の子宮を想像してほしい。そして、その持ち主である女性、そこから生まれ母を失った子どもたち、そこから生まれてくるはずだった子どもたちを。

さらに想像してほしい。日本から世界へと広がったワクチン不安、その結果、世界中で失われることになった、守ることのできたはずの命と子宮を。

本書では、「Wedge」「新潮45」「WEDGE Infinity」などの月刊誌やウェブメディアに発表してきた子宮頸がんワクチン問題をめぐる諸事件を、全体像が分かるよう改めて整理し直した。この作業は、筆者自身にとっても思いのほか大変なものだった。また、第3章は「子宮頸がんワクチン問題の社会学」と題し、この問題を追う中で見えてきた日本社会の諸問題についての考察を書き下ろした。

この本はいくつもの出版社の手に渡り、評価されながらも、刊行までに2年近くの時間を要した本である。本書を手に取った読者が、真実が何であるのかを正しく判断し、背景に広がる闇を見ることを通じて、ひとつでも多くの命が守られるきっかけとなることを願っている。

CONTENTS

第2章　サイエンスが暴いた捏造　59

2――3・16池田班発表の衝撃

2——「ウェイクフィールド事件」と反知性主義

10万個の子宮

序章

並べられた子どもたち

車椅子の少女たち

膝下の白い足をスカートから露《あら》わにした女の子たちが、車椅子で並んでいる。「子宮頸がんワクチン訴訟で国とワクチンメーカーに損害賠償を求め提訴するため東京地裁に入る原告と保護者、弁護団ら」とキャプションのついた「毎日新聞」電子版2016年7月27日付の写真だ。車椅子を押す母親も、車椅子の必要ない子どもと一緒にいる母親も弁護士も、大人はみんな後ろかサイドに下がって歩いている。

東京、大阪、名古屋、福岡で行われた被害を訴える人の団体による記者会見も同じように子どもたちが中央に並び、大人たちは両サイドに座るという席次で行われた。全国子宮頸がんワクチン被害者連絡会、通称「被害者の会」は、2013年3月末の結成から約3年の間、おおむね母親や弁護士、議員といった大人がカメラに向かって子どもたちの被害を訴えかけるというスタイルで記者会見を続けてきた。子どもたちが中心に並ぶスタイルへの変更は、筆者が月刊「Wedge」2016年4月号に「暴走する大人と沈黙する子供たち 子宮頸がんワクチン「被害」からの解放」を執筆して以降のことなので、興味深く思っていた。

27日夕刊から28日朝刊にかけて、他の大手新聞もほぼ同じカットの写真を掲載。テレビ局も同様のアングルから撮影した映像を流した。

車椅子に乗ったまたくさんのカメラを向けられた女の子たちの姿を見た視聴者は、どのように感じただろう。それは一見、清々しくもあり、誇らしげでもあった。しかし、周囲に控える親たちや弁護士たちの表情と、子宮頸がんワクチン薬害説の科学的根拠の薄さ、薬害訴訟の長く厳しい道のりを考えると、筆者は複雑な感情を抱かざるを得なかった。

「ワクチンを作ったことも販売したことも全部が許せない。元の体に戻してほしい」

記者会見でマイクを握った女の子のメッセージは明確で、しゃべり方はとても堂々としていた。

メディアは、子宮頸がんワクチン接種による健康被害を訴える15歳から22歳の女性63人が、国と製薬会社2社に対し、被害を予見できたにもかかわらず回避措置を怠《おこた》ったとして総額9億4500万円の損害賠償を求める集団訴訟を起こした、と報じた。ついに、世界初の子宮頸がんワクチン国家賠償請求訴訟とワクチン製造企業への集団提訴が始まった。

しかし、この事件のメディアの扱いは、予想よりはるかに小さかった。7月26日未明、神奈川県相模原市の障害者施設「津久井やまゆり園」で起きた、19人刺殺、27人負傷という陰惨な殺人事件のためだ。筆者のコメントを取っていたテレビも新聞も「明日は相模原一色です」と言ってきた。

だが、問題は扱いの大きさではない。この日、日本中の大多数の医師が子宮頸がんワクチン薬害説に疑問を感じている、という事実を報じたメディアはひとつもなかった。

ワクチンの来歴

子宮頸がんワクチンを正しく知る人はどのくらいいるだろうか。

子宮頸がんワクチンには2種類あり、グラクソ・スミスクライン（GSK）が2009年12月から「サーバリックス」を、2011年8月からMSDが「ガーダシル」を販売している。日本では、2007年頃から「ワクチン後進国」「北朝鮮並み」「ワクチンラグ（海外より承認が遅いこと）」といったワクチン政策批判が聞かれるようになり、ヒブワクチン、小児用肺炎球菌ワクチンなど、海外では定期接種となって久しい基本的なワクチンの承認が急がれていた。筆者もこの時期、世界保健機関（WHO）での任務を終えて帰国し、小児用肺炎球菌ワクチンを製造する企業で、肺炎球菌が日本で幼い命をどのくらい奪っているのかを評価する疫学調査を行っていた。

そんな中、子宮頸がんワクチンは海外でも新しいワクチンであったにもかかわらず、ワクチンラグを解消すべく、ヒブや肺炎球菌に便乗する形で優先審査枠に乗り（正確には、以前から優先枠申請を行っていたヒブと肺炎球菌を飛び越えて優先枠に入り）、２０１３年４月には両ワクチンと共に定期接種化されるに至った。「人類史上初のがん予防ワクチン」という期待感の中、医者、政治家、行政が協力して、多くの市町村では接種年齢の女子に対する補助金制度を導入した。そのため２０１３年４月の定期接種化以前でも、接種対象年齢の少女たちはこのワクチンを無料で接種することができ、接種率は全国で約70％を実現していた。この時、相当の資金が投じられ、ワクチン製造企業と政治家、学会が協力して導入に動いたことが、現在、薬害を主張する人たちが陰謀論を唱える根拠にもなっている。

ところが、定期接種化からわずか2カ月後の6月14日、日本政府は子宮頸がんワクチンの「積極的な接種勧奨の一時差し控え」という、突飛な政策決定を下した。接種後に、けいれんする、歩けない、慢性の痛みがある、記憶力が落ちたといった、神経の異常を思わせる様々な症状を訴える人が相次いだからだ。

定期接種は英語では「recommended vaccine（接種が勧奨されるワクチン）」とも表現される。「勧奨しているワクチンの積極的勧奨は行わない」とはいかなる意味なのか。現場は混乱した。

厚生労働省は全国の専門家を集め、予防接種・ワクチン分科会副反応検討部会で子宮頸

◆子宮頸がんワクチンの接種率（札幌市の例）

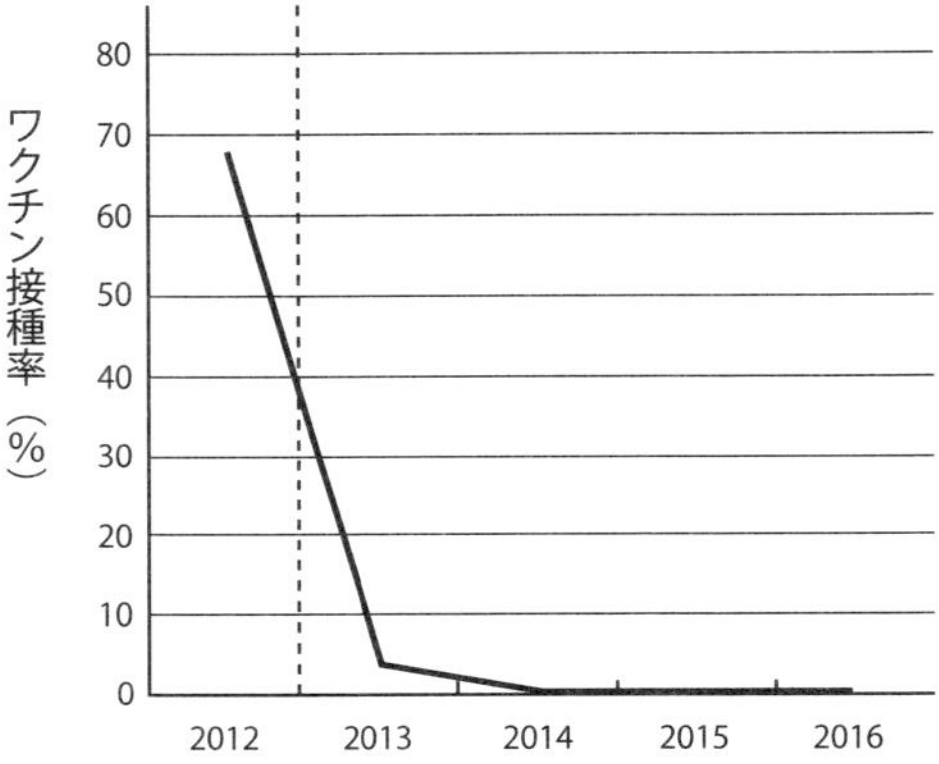

※札幌市保健所のデータより作成

がんワクチンの安全性について様々な角度から検討。同年12月25日には、痛みの強いワクチンであること、そして検査結果や接種年齢などを総合的に評価すると、ワクチン接種後の症状は「身体表現性障害」の可能性が高いという見解が発表された。身体表現性障害とは、身体的な異常はないのに、痛みや恐怖、不安、プレッシャーなどをきっかけに生じる身体の症状のことである。その後、政府は引き続きモニタリングを行い、評価が変わることはなかったが、「積極的な接種勧奨の一時差し控え」を継続。その結果、定期接種前には各自治体の接種費用補助制度によって約7割を実現していた接種率は軒並み1%以下に落ち込み、事実上の接種停止状態となった。

厚労省のウェブサイトによれば「積極的な接種勧奨」とは、市町村が行っている、「対象者やその保護者に対して、広報紙や、ポスター、インターネットなどを利用して、接種を受けるよう勧奨することに加え、標準的な接種期間の前に、接種を促すハガキ等を各家庭に送ることや、さまざまな媒体を通じて積極的に接種を呼びかけるなどの取り組み」であり、「積極的な接種勧奨の一時差し控え」は、このような積極的な接種勧奨を取りやめることを指す。しかし、そこには「子宮頸がん予防ワクチンが定期接種の対象であることは変わりません。このため、接種を希望する方は定期接種として接種を受けることが可能です」とも明記されている。そう、子宮頸がんワクチンは今日でも定期接種のままだ。

新しく導入したワクチンに対し、危険性を疑う声が上がった際、いち早く接種停止して様子を見るという判断も当然ありうる。しかし、その後、安全性が確認されたワクチンを、定期接種に定めたまま3年以上も事実上の接種停止状態にし、挙げ句の果てには訴えられてしまったという国は世界でも日本しかない。日本の政策判断はWHOからも過去3回、名指しの批判を受けている。

マザーキラー

子宮頸がんは欧米では「マザーキラー」と呼ばれ、小さな子どもを持つ母親たちの命を奪う病気として知られている。日本でも20代、30代の子宮頸がんが増加しており、子宮摘出が必要な「浸潤《しんじゅん》がん」として診断される新規患者数は年間約1万人。毎年、約3000人が命を、約1万人が子宮を失う。

通称「子宮頸がんワクチン」、正確には「HPVワクチン」は、ドイツ人医師、ハラルド・ツア・ハウゼン教授らによる、子宮頸がんがヒトパピローマウイルス（HPV, Human papillomavirus）の感染によって引き起こされるという発見に基づいて開発された、「人類史上初」のがん予防ワクチンである。子宮頸がんワクチンはこの発見に、子宮がんで命や健康を失った人たちの無念、そして、がんサバイバーや残された家族の次世代への希望を乗せた人類の叡智の結晶だ。世界各国の市場に出て、すでに10年が過ぎた。子宮頸がんワクチンの効果と安全性に関するデータは積み重なり、ハウゼン教授は2008年にHPVに関する功績を称えられてノーベル医学・生理学賞も受賞している。

HPVには100以上の型があるが、がん化しやすい型は決まっている。現行のワクチンは子宮頸がんを引き起こしやすい2つの型に対する感染予防効果があり、このワクチンで、日本で起きている全子宮頸がんの約65%を防ぐ。2014年末から海外で承認され始めた、子宮頸がんを引き起こしやすい7つの型に予防効果のある「9価ワクチン」を用いれば、90%以上の予防効果が期待される。「9価ワクチン」とは9つの型のHPV感染を予防できるワクチンという意味である。9つのうち、子宮頸がんと関係のない2つの型は、肛門がん、咽頭がんなど男性に多いがんの原因となるものである。

　ワクチンに反対する人はしばしば、ＨＰＶに感染してもがんになる人はごく一部であるからワクチンは不要である、子宮頸がんになっても初期で見つかれば子宮も命も助かるから検診だけをすればよい、という主張をする。しかし、その主張は誤りである。ＨＰＶに感染すれば誰もががんになるリスクを負う。たとえ生涯のパートナーが一人であっても、性行為が一回であっても、感染のリスクはある。よって、子宮頸がんのリスクは貞操の問題ではなく、普通の子どもが普通に大人になって家族を築くという当たり前の人生を送るうえで避けられないリプロダクティブヘルス（生殖医療）の問題である。また、大切なのは、検診ではがんを見つけられても罹患は防げないことだ。初期で見つけて子宮の入り口（頸部）を切り取る手術をしても、妊娠・出産、性生活に支障をきたす。そして、もっとも辛いのは「またがんになるかもしれない」という再発の恐怖だ。

　ワクチンに反対する人の誤りには、子宮頸がんワクチンには、ＨＰＶ感染や前がん病変を防ぐ効果は認められているが、がんそのものを防ぐ効果は確認されていないので、がんを予防する「子宮頸がんワクチン」という呼び方は誇大広告だとするものもある。しかし、治験の過程で参加者に前がん病変が見つかった場合、本当にそれががんになるかどうかを確認するために、前がん病変を治療（切除）せずに放置するということは医学倫理上許されない。そのため、このワクチンのがん予防効果を評価するためには、がんそのものの代わりに、がんになる前に必ず通過する「前がん病変」をエンドポイントに用いるという国際的なコンセンサスが得られている。

一方、世間に大きな衝撃を与え、子宮頸がんワクチンに関する世論を作ったのは、子宮頸がんワクチンを打ったという少女たちが激しくけいれんする映像だった。子宮頸がんワクチンの定期接種化から1週間後の2013年4月8日、「被害者の会」は記者会見を開いた。「被害者の会」が1枚500円で配布したDVDには、子宮頸がんワクチン接種後に始まったというけいれんを起こしている少女や、足を引きずって歩く少女たちの映像が収められていた。DVDはテレビ局の手に渡り、少女たちの映像は繰り返し放送された。世間の反応の大きさと視聴率に驚いた他のテレビ局は少女たちを探し、争うかのように新たな映像を撮っては放送した。

人々は少女たちの姿に心を痛め、子宮頸がんワクチンへの恐怖心を募らせていった――。

第1章

子宮頸がんワクチン問題とは何か

「やりたかったことを奪われた」少女ばかり

「いずれもこの年齢の少女たちによく見られる症例ですね」

ある冊子に記載された患者たちの症状や経過だけを見た場合にどういう考えを持つかという筆者の質問に対し、複数の小児科医・神経内科医・精神科医から寄せられた回答である。ひとつひとつの症例についてコメントや解説をつけてくれた医師もいた。

この冊子は全国子宮頸がんワクチン被害者連絡会(以下、「被害者の会」)、薬害対策弁護士連絡会、薬害オンブズパースン会議の3団体が2014年5月末に出版した『HPVワクチン(子宮頸がんワクチン)副反応被害報告集』(以下、報告集)。弁護士が「被害者」本人およびその保護者に聴取した内容を記したものだ。2015年に入ってから、「被害者」に関するいくつかの書籍も出版されている。「被害者」の少女たちの症状は実に多彩だが、特に神経疾患を思わせる症状についての記述はどれも強烈だ。繰り返し起きる手足や全身のけいれん、「自分の意思とは無関係に起きる」という不随意運動、歩けない、階段が上れない、時計が読めない、計算ができない、ついには母親の名前すら分からなくなった……。

いずれも「ワクチンのせいだ」と思って読めば、読者は絶句し、ワクチンへの恐怖心を募らせるに違いない。

しかも、「被害者」はなぜか「元気でやりたいことのたくさんあった、学校でもリーダー的役割を担っていた少女」ばかり。部活の部長、副部長、キャプテン、副キャプテン、生徒会長、コンクールで優勝した……。小さい頃からスポーツや楽器などの習い事を続けてきた子も多い。その子どもたちが「やりたかったことを実現するための未来をワクチンに奪われた」。

2015年9月17日、専門家らによる厚生労働省の予防接種・ワクチン分科会副反応検討部会が行われた。子宮頸がんワクチンについて議論したのは1年2カ月ぶり。部会はこの時も「ワクチンによる重篤な副反応の多くは心的なものが引き起こす身体の症状」との見解は覆《くつがえ》さなかったが、「積極的な接種勧奨の一時差し控え」という奇妙な判断も継続するとした。

口に出せなくなった大多数の医師たちの考え

報告集の症例に関する質問に回答を寄せてくれた医師の中には、子宮頸がんワクチン接種後の少女たちを診察した経験のある人もいた。

児童精神の専門医は、「〝精神科〟と聞くだけで強い拒絶や怒りの反応を示す子もいるので、神経内科の先生のほうでずっと診てもらうこともあります」と言った。神経内科医は「辛いのは症状を抱えた子どもたち。ワクチンのせいであってもなくても良くなればいいでしょう?」と応じた。いずれも報告集や被害を訴える人を取材した書籍では「気のせい」「演技では」「詐病《さびょう》だ」とふんぞり返って断じるという傲慢《ごうまん》な医師たちの印象とは程遠い。

小児科医や精神科医によれば、子宮頸がんワクチンが導入される前からこの年齢のこういう症状の子どもたちはいくらでも診てきた。しかし、今では何でもワクチンのせいということになっていて、大多数のまっとうな医者の普通の判断を言うことがまるで「弱者への暴力」であるかのような雰囲気になっているという。

テレビでも繰り返し放送された、あの激しいけいれん。手足をばたつかせて立ち上がることもできなくなった苦悶状の表情をした少女たち。ワクチンのせいでないとすれば、いったい少女たちは何に苦しめられ、何に苦しんでいるのだろうか。

ある病院を訪れたのは、子宮頸がんワクチン接種後、「毎日午後3時になると必ずけいれんを起こすようになった」と言う少女とその母親だった。脳波、CT、MRI、採血とひととおりの検査を実施したが異常は見つからない。

「異常はないようですが、発作の状態を確認しましょう」

午後3時になると、言っていたとおりに発作は起きたが、やはり脳波には異常がない。「では、入院して検査しながらもう少し様子を見ましょうか」。入院させたのは、時計がなくビデオカメラのついた病室だった。午後3時のけいれんは、ピタッと止まった。

「症状が少し治まったようで良かったですね」

医師はこれが脳や神経の病気ではなく、心因性のものである可能性が高いことを伝えた。ところが、母親は喜ぶどころか顔色を変えて言った。

「これだけのけいれんがあるのに、また心の問題に過ぎないって言うんですか？　この子に何の問題があるって言うんです。うちは家族も仲がいいし、この子は友達も多く学校でも元気にやっていたのに……」

少女の症状を説明するのも母親なら、医師の説明に応じるのも母親だ。中学生や高校生であれば自分の症状を説明するには十分な年齢だが、体調不良の原因をワクチンだと疑って受診する母娘では、母親が前面に出てくるケースが多い。

「偽発作（pseudo seizure）と言うんですが、心の葛藤やストレスが引き金となって手足をばたつかせたり全身をくねらせたりと、けいれんのような動きを見せる患者さんがいます。私が勤めていた頃も〝けいれんは伝染する〟と言いましたよ。決して詐病というわけではないのですが、ひとりがけいれんすると同じ部屋の子どもは真似してみな似たような動きをする。隣の部屋でも同じことが起きて、部屋ごとに別々のけいれんが流行するんです」

子宮頸がんワクチン導入以前に、神経疾患や重症の心身障害の患者が全国から集まる専門病院に勤務していた小児科医はそう言った。

元々たくさんいた『アルプスの少女ハイジ』のクララ

こうした症状が、大人にとってトラブルの少ない、いわゆる「いい子」に多く見られるのは、決して不思議なことではない。背景には「過剰適応」と呼ばれる精神状態がある。期待に応えたいという思いや認められたいという思いが強く、自分の欲求や不満をうまく言葉で表現することができない少女たちは、自覚のあるなしにかかわらず、身体でそれを表現することもあるのだ。

「メディアで騒いでいる症例の多くは、いわゆる、クララ病。『アルプスの少女ハイジ』にクララという車椅子に乗ったきれいな女の子が出てきますよね。病気だから学校には行けないが、お金持ちだから家庭教師が勉強を見ている。母親は亡くなっており、父親は仕事が忙しく不在で、学校に行っていないから友達もいない。恵まれているように見えるのに孤独です。それがハイジに出会って、立てるようになる。『うちの子は何の問題もない』と言ってくる親もいますが、思春期に問題も悩みもない子どもなんていたら、そっちのほうがおかしいでしょ」

ある医大の小児科教授は溜め息をつく。

「これだけマスコミが騒げば、ワクチンはいいきっかけになります。親への不満を直接ぶつけられなくとも、他者に矛先が向かうのであれば本人も安全です。でも、本人にもご家族にも表立ってそうとは言えませんよね……」。前出の児童精神科医はこう語り、

「1歳くらいの言葉のうまくしゃべれない小さな子どももやりますよ。例えば、足をつっぱらせて変な姿勢を取るとママが来てくれると分かったら、子どもはそれを何度も繰り返す。病気の後にそうなることも多い。下にきょうだいが生まれた時になる赤ちゃん返りなんかもそれですね。幼児期であれ思春期であれ、その〝困った感〟に辛抱強く付き合うのも医者の仕事です」と続けた。

「ワクチンを打った後、階段が上れなくなった子というのもよく出てきますが、そういう子と立ち話している時に、ポンッと肩を押してみるんです。そうするとその子が倒れて転落するということはありません。10代の女の子の反射神経は私よりずっといいから当た

り前ですよね。心因性かどうかの判断は、脳波などに異常がないのを確認した後、訴えや症状に矛盾があるかないかで行います」

ワクチンが薬害のように騒がれ、ある病気の患者が世間の認識以上に存在することが知られるきっかけとなった事例が過去にもある。ワクチン史上最大のスキャンダル、MMR（麻疹・おたふく風邪・風疹）ワクチンと自閉症だ。1998年、英国の医師が有名医学誌「ランセット」にMMRワクチンと自閉症との因果関係を示す論文を発表した。接種差し控えや国やメーカーを相手取った訴訟も起こされ、巨額の費用を投じて追跡調査が行われたが、ワクチンと自閉症との因果関係は認められなかった。結局、論文は撤回され、論文を発表した医師は医師免許も剝奪されている（この事件については196頁以降で詳述）。不正データを世間が信じたのは、自閉症の子どもが数多くいることが世間に認識されていなかったからである。

子宮頸がんワクチンは、わが国において「思春期の少女だけ」に接種されることになった初めてのワクチンだ。「ワクチンによって患者が生まれた」のではなく、「ワクチンによって思春期の少女にもともと多い病気の存在が顕在化した」、そう考えるのが自然ではないだろうか。

脳に異常はない「偽発作」

「偽発作」は、脳に異常のないけいれんで、精神科はもちろんのこと小児科や神経内科の大方の教科書でも説明されている。手足をばたつかせたり全身をくねらせたりといった身体の動きは、脳の異常によって生じるてんかん発作と同じだ。「偽」という漢字からは演技や詐病のような印象を受けるが、必ずしも意識的な動きというわけではない。

だから、厳密には、「被害者の会」が製作したＤＶＤのけいれんも、テレビ局が撮影したけいれんも、脳波を見なければ偽発作か否かの判断はできない。しかし、てんかん発作であれば、階段を上り下りしている時に突然起こって転落事故を起こすことや、舌を噛《か》むことなどもあるが、子宮頸がんワクチンを打った子が突然けいれん発作を起こして事故に遭ったといったニュースは聞かない。筆者の知っている症例も、メディア関係者の間では通称「被害者本」と呼ばれる被害を訴える人を取材した書籍に登場する少女たちも、人が見ていない時にけいれんを起こすことはないようだ。

愛知医科大学学際的痛みセンター長、牛田享宏《たかひろ》教授の「読売新聞」の医療・健康・介護サイト「ヨミドクター」執筆記事によれば、偽発作の頻度は決して低くはなく、てんかんとして受診した患者の1〜2割を占めるという。

偽発作をはじめとする、身体的な異常はないのに起きる身体の症状を「身体表現性障害」、あるいは「身体化」という。子宮頸がんワクチンを接種している場合、患者や患者の家族に、身体表現性障害について納得のいく説明をするのは想像以上に難しい仕事だ。身体表現性障害は、問診と検査で身体に異常がないことをもって診断するからだ。

原因がはっきりと分かる場合はいい。けれども、「検査では異常がない」と言えば、安心するどころか「原因が見つけられないのか」と怒りを買い、精神科やカウンセリングにつなげば、「偉そうな医者に気のせいだと言われた」と恨まれることもある。こうしたやり取りが症状の回復につながればいいが、かえって症状を悪化させることもある。原因を見つけてくれる医者を求めて転院を繰り返す間に治療が遅れ、他院で不適切な治療を受ける結果につながることもある。医師たちの口が自然と重くなるのも無理はなかった。

一方、ワクチンでいうところの副反応、すなわち、治療薬でいうところの副作用は、どんな医薬品にも、市販の風邪薬にすらある。2015年4月8日の消費者庁の発表によれば、2009年度から2013年度の間で市販薬による副作用の報告数は1225件、うち15件が死亡例だ。だから、医者が患者にワクチンや薬の説明をする場合には必ず「どんな薬にも必ず副反応はありますが」という前置きをしなければならない。そのため、どんなに身体表現性障害を疑う症例であっても、「やっぱり子宮頸がんワクチンのせいではないんですか？」と患者が納得しない場合、医者は黙るしかないのだ。

それだけではない。状況をさらに難しくさせたのは、新しい病名までつけて子宮頸がんワクチンの危険性を訴える医師たちが登場したことだった。

仮説に仮説を重ねて「新しい病気」を作る医師たち

２０１４年9月に長野で行われた一般社団法人日本線維筋痛症学会の「子宮頸がんワクチン」セッションの会場に、医師の姿はまばらだった。大半を占めるのはメディアと「被害者の会」の関係者たち。西岡久寿樹《くすき》理事長（東京医科大学医学総合研究所）による「ＨＡＮＳ（ハンス）」についての説明に頷《うなず》く記者や涙ぐむ「被害者の会」の関係者らしき人たちもいる。しかし、ここから医学的なディスカッションが生じる気配はない。

ＨＡＮＳとは、２０１４年に入ってから西岡氏らが提唱している「子宮頸がんワクチン関連神経免疫異常症候群（HPV Vaccine Associated Neuroimmunopathic Syndrome）」の略称である。ＨＡＮＳを主張する医師は片手で数えるほどだが、西岡氏の他、日本小児科学会元会長の横田俊平氏や日本自律神経学会理事長（2014年当時）の黒岩義之氏など、立場ある医師たちもいる。

HANSの名付け親である西岡氏によれば、HANSは、ワクチン接種で狂った免疫系が引き起こす自己免疫（本来、異物を攻撃するはずの免疫が自分を攻撃してしまうこと）による「脳障害」である。脳がやられているからこそ、慢性痛や疲労感、神経・精神症状、月経異常や自律神経障害といったありとあらゆる症状を引き起こしており、診断の基準となる検査所見も科学的なエビデンス（証拠）もないが、「多彩な臨床症状からそうとしか考えられない」という。

すなわち、HANSにおいては「自己免疫」や「脳障害」の存在も仮説なら、その発症機序（メカニズム）も仮説。実体のあるものが何もないのだ。世界の医学界が科学的エビデンスに基づく医療を原則とする中、この議論を鵜呑みにする専門家は少ない。

しかも、HANSの特徴は「接種から経過した時間は問わない」ことだといい、例えば接種後3年以上も経って症状が出てきた患者なども含めるので、さらに戸惑う。また、「一度なってもまたなる」「症状が出ては消え、新しい症状が出てくる」「数多くの症状があり、それが出たり入ったりする」ことが特徴で、ひどい場合にはひとりで100を超える症状が現れる症例もあるというから、極めて広範な症状や経過を含む症候群であると言える。

すなわち、小6でワクチンを打った女の子に高2で月経不順が出てもHANSなら、ワクチンを打ったが最後、月経不順が消えても30歳で片頭痛が始まればHANS。60歳になって関節痛や倦怠感が加われば、またHANSだということになる。

筆者は、西岡氏が理事長を務め、HANSなど難病の研究を行っているという一般財団法人難病治療研究財団を訪ね、西岡氏にHANSの発症機序を直接尋ねた。難病治療研究財団の住所は「東京都千代田区霞が関1-4-1 日土地ビル1階」。当時、西岡氏が院長を務め、現在も診療にあたる「霞が関アーバンクリニック」と同一であることからも分かるとおり、同クリニックと同じ場所にある。

「責任病巣は脳の中枢神経。原因は基本的にはアジュバント（免疫応答を高めるために添加される微量のアルミニウムなど。本書56頁、135頁表参照）しか考えられない。これが強ければ、脳血管関門を津波のようにブワッと越えていくわけですよ。脳内に存在するミクログリアが活性化して、免疫のシステムが全部狂っちゃうわけです」

2015年10月の日本線維筋痛症学会学術集会でも「HANSは脳の異常」と力説し、「ワクチンのせいだ」とするアジテートは相変わらずだった。

「HANSは脳症であり、その4大症状は中枢神経由来である」「思春期に特有の症状？違うよ、と僕は言った」（西岡氏）

「心身反応だと言う人がいたら、その人はそこで思考停止していると思う」（横田俊平・元日本小児科学会会長）

「（症状からして）大脳視床下部の異常でしか説明できない」「画像検査などにはあくまでも補助的な意味しかないという立場にいます」「人類が経験してきた視床下部の症候とはちょっと違う」（黒岩義之・日本自律神経学会理事長〔当時〕）

そして、これらの仮説を主張する根拠は、科学的エビデンスではなく、豊富だという臨床経験だ。

「長年難病に携わってきて、こんな子どもたちに出会ったことがない」（西岡氏）

「私はひとりの臨床医として話をします」「長年小児科医をしているが、朝から頭痛が続くという子どもを診たことがない」（横田氏）

悪魔の証明に乗り、「被害者」と共依存する「専門家」

学会なのに有意なデータは提出されず、脳機能の説明とそれに基づく仮説だけが語られることに、医師である筆者も驚く。これでは専門家が議論するための会合ではなく、一般向けシンポジウムだ。２０１４年も２０１５年も開かれたが、学会でわざわざメディア向けセッションが設けられるのも珍しい。

「患者さんたちは本当に気の毒だと思います。けれど、ＨＡＮＳはワクチンを打った後に起きたというだけで、接種からどんなに時間が経っていても、脈絡のないすべての症状をひっくるめてひとつの病気だというんでしょ？　それなら便秘でも発熱でも、ワクチンを打った後で起きたら何でもＨＡＮＳだということになってしまう。しかも、エビデンスはないけどワクチンのせいだと言われたら、ただ黙っているしかないですよ。ワクチンのせいではないことを証明する『悪魔の証明』はできませんからね。横田先生は悪い人ではないのでしょうが、かなり迷惑しています」

日本小児科学会理事のある医師は言った。

「そんなに危ないと言うのなら、小児科学会や理事会に来てお話ししてくださいと何度も言ってるんですが、なかなか来てくれません。一般人やマスコミは納得させられても、同僚の小児科専門医たちを納得させる自信がないからでしょう。横田先生の医局の人たちも恥ずかしいとか言っていますよ。マスコミはそれなりの肩書きの人が自信を持って言えば、言われたとおりに書いてしまいますよね」

かつての横田氏は、小児科学会の会長としてヒブワクチン承認を推進するなどワクチンを推進する立場にいた。しかし、西岡氏と子宮頸がんワクチンに出会ってからは反対派に転向した。筆者が「先生はなぜ小児科学会などもっと多くの専門家が集まる学会でお話しされないのですか」と尋ねると「小児科学会、アレは日本最大のワクチン利益団体だからね」と笑顔で答えた。

厚労省は子宮頸がんワクチン接種にまつわる診療相談体制として全国70（２０１７年11月15日現在は85）の協力医療機関を指定していたが、そのひとつである横浜市立大学附属病院を訪れている患者は、取材時の２０１５年10月で61人。横田氏は大学を離れた身だが、ひとりで全員を診ていた。「小児科は子どもではなく母親の相手」と言われることもあるように、小児科医である横田氏の物腰は柔らかく、話も分かりやすくて上手い。「優しいお医者さん」といった印象で、患者家族や記者にも大変な人気だ。しかし、科学的であることと分かりやすく優しいことは別である。

「僕は横田先生とは専門が違うので考え方が違うのかもしれませんが、ワクチン外来に来たからといってその患者さんが全員ワクチンのせいで病気になったと考えるのは、さすがにどうかと……」と言葉を濁らせる横浜市立大学の医局員もいる。

一般の人は、学会の理事長や会長、有名医大の教授などと聞けば、彼らの意見が学会や医局を代表する意見であるという印象を持つかもしれない。しかし、理事長選や教授選は政治の世界でもある。また、学会発表は会費を払い、資格さえあれば誰でも行えるので、学会発表しただけでは科学的信頼性があるとも言えない。

研究内容が科学的に意味のあるものとして初めて認められるのは、データを積み上げて仮説を立証し、査読者のいる専門誌にそれが受理され、再現性が示された時である。「STAP細胞はあります」と涙ながらに主張しても、立証できなければ科学的意味がないことは、読者もよくご存じだろう。

筆者の担当編集者が西岡氏と交わしたやり取りも以下のとおりだった。

編　「視床下部に証拠あるのって黒岩先生に聞かれて、あるってお答えでしたけど、本当にあるんですか？　仮説は仮説なんじゃないかと思ったんですが」

西岡「視床下部なんて証明のしようがないじゃん、今んとこ。臨床症状から……」

編　「そうとしか考えられないという意味での証拠？」

西岡「そういうこととそういうこと」

編　「サイエンスのこと分かんないですけど、例えば、マウスで実験してみて視床下部がおかしいよね、ってやらないと本当のエビデンスには……」

西岡「だって視床下部なんてこんな小っちゃいのをどうやって調べんのよ」

編　「視床下部だっていうエビデンスを作るサイエンスはないんですか?」
西岡「まあ、視床下部を含めた脳室、脳組織がやられてるってことは、そのうちきちんと証明されるでしょ」
編　「画像とかでは無理なんですか」
西岡「画像では無理だね」

患者に共通した所見や検査データはなく、「そういうことしか考えられないという意味での証拠」しか提示できないHANS仮説に、医学界は懐疑的だ。

この学会の前後には「線維筋痛症学会で、難病治療研究振興財団の研究チームが行った研究成果をチームリーダーに任命された西岡久寿樹氏が報告」といった報道が相次いだ。公的機関から任命された研究者が学会で重大な発表を行ったように聞こえるが、一般社団法人日本線維筋痛症学会も一般財団法人難病治療研究振興財団も西岡氏が作ったものだ。つまり、自分で作った財団法人で自分をリーダーとする研究チームを作り、自分の学会で研究発表したということに過ぎない。

2016年6月には線維筋痛症学会から筆者の所属する京都大学医学部大学院に、学術集会での登壇依頼が届いた。依頼状には開催日も開催場所も記されておらず、「先生がワクチン接種と副反応の関連を否定し、患者様の多彩な症状が既存の病態で説得《(ママ)》できるという見解を学会の場でぜひご発表いただきたい」という、まさに、ないことを証明する「悪魔の証明」を求める内容だった。

漢字をつかさどる脳領域だけ障害？

「16歳という処方箋《しょほうせん》を書くと61歳の間違いじゃないかって薬局から電話がかかってくることがあります」

処方箋に書かれた薬の名前はメマリー。高齢者の認知症に用いられる薬である。薬害を主張する医師たちによれば、簡単な計算ができない、漢字が書けない、英単語が覚えられないなどの「症状」は、子宮頸がんワクチンで認知症と同じ状態になったからだという。

2014年の線維筋痛症学会で衝撃を受けたのは、「子宮頸がんワクチンは十分な治験が行われておらず危険」との主張を繰り返している西岡氏らが、10代の少女たちにメマリーやアリセプトなど高齢者の認知症治療に用いられる薬を多用していると知った時だ。これらの薬は、小児に対する治験は行われておらず、小児への安全性は確認されていない。

メディアや「被害者の会」関係者を交えたセッションでは、これらの薬を少女へ保険適用するよう強く訴える意見も上がった。自費診療では負担が大きすぎるという。

厳しい治験を通り、市販後の安全性も確認されているワクチンを危険だとするのに、小児に対する安全性の不確かな薬を用いる矛盾。なぜ、子宮頸がんワクチンは危ないが、少女たちに認知症の薬を飲ませることは安全だと思うのか。

2015年の学会で「メマリーの保険収載（保険が適用される薬となること）はうまくいきそうですか?」と西岡氏に質問すると、「もうちょっとエビデンスが欲しい。効くのは間違いないから、私は収載していいと思うがね。でも、まず厚労省がHANSを病気として認めないと。心身反応と言っているようじゃ話にならない」と返ってきた。

ある小児神経を専門とする医師は言う。

「ワクチンのせいで漢字が書けなくなってしまったという子がよく紹介されますが、あの子はきれいなひらがなで言いたいことを全部書けていますよね。言語や文字をつかさどる脳領域の障害はあっても、漢字をつかさどる領域だけの障害が起きるというのは極めて稀《まれ》です」

確かに、子宮頸がんワクチンが漢字をつかさどる脳領域だけを選択的に障害するとは考えがたい。また、高次脳機能障害だとして論じられることの多い他の症状についてもこうコメントした。

「簡単な計算もできないという症例がたくさん出てきますが、この子たちはみんな時間がかかっても全問正解しています。ワクチンを打った後に親の名前が分からなくなり『お母さんはどこ?』と親に向かって言ったなどという少女も複数出てきますが、それを『ワクチンで認知症になった』などという議論で片付けてよいものか……」

例えば、世界の精神医療のスタンダードDSM－Ⅳ（米国精神医学会発行の『精神障害の診断・統計マニュアル』第4版）に掲載されている身体表現性障害の症状も実に多彩だ。異なる部位の体の痛み、下痢・嘔吐・便秘などの消化器症状、月経不順を含む性的症状、運動麻痺・平衡障害・麻痺・脱力・けいれんなどの転換性障害、記憶障害などの解離性症状、意識喪失・幻覚などの偽神経学的症状などがあり、HANSで中枢神経（脳や脊髄のこと）の障害に由来する症状として挙げられているものとよく重なる。DSM－Ⅳが出されたのは1994年。子宮頸がんワクチンが2006年に登場する10年以上前から、このような症状の患者がいたことが分かる。

しかし、ワクチン接種後の少女には「心因性」と言われて傷つき、怒り、症状が悪化するケースも多い。そんな少女たちにはどんな精神科医よりも「ワクチンによる脳神経障害だ」と断じ、一緒に戦ってくれる医師たちが「いい先生」なのだろう。そして、彼らにすがる少女たちもまた「新しい病気を見つけた」と主張したい医師たちにとって、欠かせない存在なのかもしれない。

少女の体に電極を埋め込む手術

ＨＡＮＳの治療は認知症の薬だけではない。ステロイドは作用が強いため、必要がなければ特に子どもには使いたくない薬のひとつだが、大量のステロイド剤を静脈点滴する「ステロイドパルス」もＨＡＮＳでは標準的な治療となっている。ＨＡＮＳを信じる医師たちは、本来なら異物を攻撃するはずの免疫系がワクチンのせいで狂い、自分の脳や神経を攻撃するようになるとする「自己免疫」を疑う立場に立つからだ。しかし、ワクチン接種後に体調を崩したと訴える少女たちを検査しても、共通した自己抗体など、免疫異常が起きている証拠は出てこない。繰り返すが、ＨＡＮＳはあくまでも仮説だ。

同じ自己免疫を理由に用いる「血漿《けっしょう》交換療法」は、自己免疫の原因となる自己抗体を取り除きながら全身の血を濾《こ》して入れ替える治療法である。身体への負担が大きいだけでなく、１回約１００万円と高額だ。

ＨＡＮＳ治療の暴走は、ステロイドパルスや血漿交換にとどまらない。極めつきは、慢性の痛みを訴えている子どもたちに行われている「脊髄電気刺激療法（ＳＣＳ）」だろう。少女の体にメスを入れて脊柱管内（硬膜外）に金属の電極を埋め込み、電流を送ることで痛みを脳に伝える物質を減らし、痛みを軽減させるという治療法だ。

いずれも、治療の選択が検査や画像など、客観的データに基づいていればよいが、「患者が望むから」「患者が良くなったと言うから」という理由で施行するのは危険だ。前述の報告集や書籍によれば、これらの治療後、症状が悪化する少女もかなりいるようだ。もし、これらの治療法が不適切で体調が悪化したのだとすれば、それこそが「薬害」ではないのか。

中にはワクチン接種後、たまたまこれらの治療法が効くような別の病気を発症していた少女たちもいるだろう。ワクチンのせいで病気になった特殊なケースも稀にはあるだろう。しかし、ワクチンを接種した後に起きた症状は、すべてワクチン薬剤による「被害」であるとするＨＡＮＳの概念には疑問が残る。

ワクチンがあれば現れる宗教・サプリ・代替医療

少女たちを苦しめるものの正体不明さに乗りたがる大人たちは、他にもいる。

２０１４年の線維筋痛症学会では、「世界日報」の腕章をつけた記者が最前列で写真を撮るなど目立つ行動を取っていた。「世界日報」は、世界基督教統一神霊協会（統一協会：２０１５年８月に世界平和統一家庭連合と改称）と関係が深いと報じられてきたメディアである。

２０１２年には、婚前の性交渉を否定する同教団との関係が噂される参議院議員の山谷えり子氏が、「性の乱れを助長する」としてワクチン導入に猛反対。山谷氏は以前より、避妊を含めた性教育にも反対していた。

「被害者の会」の神奈川県支部は、２０１５年８月30日、日本ホメオパシー医学協会から講師を招いて勉強会を行っている。

ステロイドパルスならぬビタミンパルス療法なるものを提供するクリニックも登場した。ビタミン剤を大量投与すると脳の血流が改善するのだそうで、黒川祥子著『子宮頸がんワクチン、副反応と闘う少女とその母たち』に登場する「ワクチンのせいで化学物質過敏症と電磁波過敏症になった」という少女の母親によれば、「ビタミンの点滴が1回1万5000円、パルスで入院すると10万円」。少女の場合、月4回のビタミンの他に様々なサプリも飲んでいるので、月10万円はかかる。この治療法はがんにも効くとのふれこみで、胆管がんで亡くなった俳優の故・川島なお美さんが、抗がん剤を拒否して選択したことで有名になった。

その他、人気があるのは、酵素ジュースや酵素風呂、整体、カイロプラクティックなど。副腎を鍛える整体（1回1万円）もあり、核酸・水素サプリ（月3万円）、ミドリムシ・ビタミン（月1万円）、マコモ茶・麦茶（月1万円）やデトックス水（1本5000円）にたどりついたケースもある。

そして、口コミで患者が殺到したというのが、喉の奥（上咽頭）を綿棒で刺激するだけで、なぜか少女たちの症状が改善するという「Bスポット療法」だ。簡易な治療法だが、遠方からの患者は入院させて様子を見るらしい。一時は、「被害者の会」に電話すると真っ先に勧められるのがこの治療法だったとある患者からも聞いた。2015年に行われた学会発表の演題は「内科疾患における上咽頭処置の重要性：今、またブレイクスルーの予感」。Bスポットという名称も学会演題も、週刊誌報道を彷彿《ほうふつ》させる。

ワクチンをめぐり、こうした人々が登場するのは日本に限ったことではない。医学専門誌「Vaccine」に掲載された分析によれば、反ワクチンを謳《うた》うウェブサイトには、ホメオパシーなど代替医療の紹介や広告、ワクチンは宗教的・倫理的に許されないといった言説、データや統計のない主張などが溢《あふ》れている。

注射で人工的に免疫を付与するワクチンは毒だといった自然志向、ワクチンを受けない権利や受けさせない権利といった市民権絡みの話もよくある。ワクチンを勧める国や保健当局、専門家、接種する医師が金や権力と結びついて儲けているといった陰謀論も必ずと言っていいほど出てくる。

また、言うまでもなく医療訴訟は弁護士にとっては大きなビジネスチャンスだ。中でも薬害訴訟は国やメーカーを相手に巨額のリターンが見込まれるため、アメリカでは薬害訴訟に特化した弁護士事務所もあるほどである。

科学的に正しいことを伝えても治療の助けにならないことも

月刊「Wedge」2015年11月号（10月20日発売）に寄稿した、子宮頸がんワクチン問題シリーズの最初の記事「子宮頸がんワクチン再開できず　日本が世界に広げる薬害騒動」が、発売と同時に「あの激しいけいれんは本当に子宮頸がんワクチンの副反応なのか」に始まる三部作としてウェブ転載（ウェブ「WEDGE Infinity」２０１５年10月20日〜）された当時、「子宮頸がんワクチンは危ない」ということで世論は落ち着いており、きっと無視されるだけだろうと思っていた。しかし、この記事のFacebookシェアは瞬く間に１万を超え、筆者個人のFacebookページだけでも連日３万から５万のビューを記録した。その後も関連するニュースがあるたびに記事は読まれ、２０１７年11月までに１万９０００シェアを超えた。

驚いたのは、世間がまだこれほど子宮頸がんワクチンに関心を持っていたということだけではない。この問題に心を痛めてきた医療関係者だけではなく、多くの一般読者が共感してくれたことだ。

中でも印象的だったのは、これまで何度も触れてきた若い女性の心身の揺らぎについて、女性たちから寄せられたコメントだった。みな、子宮頸がんワクチンのない時代に思春期を過ごした女性である。

「書いてくださってありがとうございます。わたしは転換性障害（ご存知かと思います）を患っています。ワクチンの副作用とされる症状がなぜこんなに転換性障害にそっくりなのか疑問に感じていましたが、納得できました」（転換性障害と子宮頸がんワクチンの副反応と言われる症状との類似性を語ってくれた女性）

「当時は、留学から帰ってきて直ぐだったのですが、突然、手足が勝手に動いたり、思った通りに身体を動かせなくなったりしました。それほど頻繁では、なかったので、医者に症状を見せることが、出来なかったのですが、身体や脳に異常がなく、精神科に行くように勧められましたが、一度だけ受診して、受験を目前にした、心因性のものです。と、言われました。その後、開き直ったのか、諦めたのか、症状は、自然に治りました」（高校時代の辛い症状について語ってくれた女性）

中学生や高校生と言えば、どんな子も自分が「普通の子」であることに気づき、失望する年齢だ。受験も控えている。もちろん、心因性と言った医師を恨み、ワクチンのせいとしてくれた人たちに感謝することを通じて治った少女もいるだろう。しかし、「新しい病気だ」と言う医師、代替医療、宗教、サプリ、健康食品、そして薬害を示唆するメディアの言説により、結果として病気に向き合う機会を失ってしまった少女や、適切な治療を受けることができなくなってしまった少女たちもいる。

子宮頸がんワクチン導入以前からこうした少女たちを診察してきたある小児科医はこう語る。

「治療を一言で言うのは難しいのですが、丁寧に子どもと向き合い話を聞いていくこと、その中で抑圧されていた不安や不満が徐々に表出されるのを待つことです。決して原因をほじくり出すような作業ではなく、寄り添い続けることで子どもが抑圧していた気持ちをふと語り始めることがあります。

一方、身体に表現されている症状について否定したり『心因性だから』と片付けたりするのも問題です。こうした対応を行うと、大抵の場合は症状が悪化します。大事なのは今、彼女たちが置かれている環境が身体的な表現しか許していないと考え、その状態に付き合い続けることです」

そして、その医師は筆者にこうも告げた。

「科学的に正しいことを『これが正しい診断です』と患者さんや家族に伝えたとしても、治療の助けにならない場合があることについては、しっかりと胸に刻んでおかなければなりません」

医学界からは、記事を発表後、驚くほど多くの賛同の声が寄せられるようになった。

一方で、製薬会社の回し者だ、国のプロパガンダを広げる御用医師だ、WHOのスパイだといった根も葉もない中傷を寄せる人もいた。問題の根の深さを考えると、そういった反応があるのは想定の範囲内だったとも言える。しかし、考えてみてほしい。この記事を書くことはリスクになれど、どんな得になるというのだろうか。

それでも、記事を出した意味はあった。がんで命や健康を失う女性を診る産婦人科医や、がんで母親を失う子どもとワクチンのせいだと訴える子どもの両方を診る小児科医の声はもちろんのこと、ワクチン接種とは関係なく同じ症状に苦しんだ経験のある女性たちの声や、子どもにこのワクチンを打たせて報道に戸惑う親の声、子宮頸がんで大事な人を失ったという人の声、あるいは医師でもあり患者でもある子宮頸がんに罹《かか》った女医の声などを聞くことを通じ、真摯《しんし》にこの問題を考えている人々がこれほど社会に多くいたことを知ったからだ。

アメリカでは大統領選で共和党から立候補したこともある女性議員のミシェル・バックマンが2011年9月、「子宮頸がんワクチンは精神遅延を引き起こす危険なワクチンだ」と発言して波紋を呼んだ。公開討論後、見知らぬ女性がバックマンのもとにやってきて、「ワクチンを打ったら娘が精神遅延になった」と泣きながら訴えたからだという。

バックマンは妊娠中絶や同性婚の禁止などを強く訴えてきたキリスト教系保守議員で、特にレイプや近親婚などの緊急時を含めた妊娠中絶も禁止する立場は保守中の保守だ。日本でも純潔主義を主張する山谷えり子議員が、子宮頸がんワクチン導入に反対したのを彷彿させる。

ただし、日本と同じように苦戦を強いられているアメリカが日本と違ったのは、バックマンの精神遅延発言の翌日には6万人の家庭医が所属する全米小児科学会が「発言には科学的根拠がなく、子宮頸がんワクチンは安全である」との声明を発表したことだった。その後も子宮頸がんワクチンの接種率は下がり続けているが、日本のように定期接種の接種勧奨を差し控えるという奇妙な事態には至っていない。アメリカでは国民を「病気にさせないこと」に、国や専門家が責任を持つ。2015年のアメリカにおける初回接種率は、女子で65％、男子で56％。アメリカでは子宮頸がんワクチンが、男子でも定期接種となっている（本書191頁参照）。

「WHOは何も分かってない」と言う人物

HANSを提唱する医師で一般社団法人難病治療研究財団理事長、一般社団法人日本線維筋痛学会理事長でもある西岡久寿樹氏に対して筆者は、子宮頸がんワクチンの安全性評価についても直接取材して質問している。子宮頸がんワクチンの安全性は、筆者も勤めていたWHOや米疾病管理予防センター（CDC）など世界を代表する保健当局が保証している。しかし、西岡氏はこう言う。

「WHOは何も分かってない。僕も知り合いがいるから聞いてみたけど、ちゃんとやってない」

さらにはこうも言う。

「子宮頸がんワクチンはB型肝炎ワクチンに酷似している」

かつて、子宮頸がんワクチンと同じように、アジュバントによる免疫異常が起きると言われたワクチンがあった。マクロファージ筋膜炎（MMF）を引き起こすと言われたB型肝炎ワクチンだ。

アジュバントとは、免疫応答を高めるためワクチンに添加される微量のアルミニウム塩（アラム）などのこと。子宮頸がんワクチンのサーバリックスには「アラム（500μg＋MPL（50μg）」の混合アジュバントが、ガーダシルには「アラム（225μg）」の単味アジュバントが使われている。専門家によれば、「アラムは水酸化アルミニウムからリン酸アルミニウムまで様々であり、使用量や製造方法も違う。ただし、活性や安全性に大差はない」。サーバリックスはB型肝炎ワクチンと、ガーダシルは三種混合ワクチンと同じアジュバントだと言ってよい。

しかし、世界中の専門家が各国で調査を行い、データを検討した結果、病気とB型肝炎ワクチンの間に因果関係があることは否定された。それでもワクチンの安全性を疑う声は収まらず、WHOは1999年、2002年、2004年と3回にわたって声明を出し、危険性を繰り返し否定する羽目になったが、今日では世界中で広く接種されている。日本でも2016年秋、晴れて定期接種となった。もちろん、三種（現在は四種）混合ワクチンが薬害を起こすという話も聞かない。

B型肝炎ワクチンは、特に医療従事者であれば、針刺し事故による感染を防ぐため必ず接種するものだが、西岡氏は接種していないのだろうか。

「海外でも日本でもB型肝炎ワクチンとMMFの因果関係は否定されていますよね？」

と筆者が問うと、西岡氏はこう答えた。

「いや誰も否定してないですよ、少なくとも僕たちは」

西岡氏は線維筋痛症などの難病の研究に尽力してきた人物でもある。こうした医師がHANSという新しい難病を掲げることで、思春期の少女たちを苦しめる症状に目が向いたことは良かったとも言える。しかし、ワクチンをきっかけとして心身の反応を起こす少女たちがいることと、ワクチンの良し悪しは別問題だ。

もちろん、100％安全な風邪薬がないように100％安全なワクチンもない（本書34頁参照）。よって、ワクチンによる重篤な副反応が例外的に生じることはある。しかし、医者が、患者から距離を置くことなく「ワクチンのせいだ」という訴えに同調し、エビデンスなしに「新しい病気を見つけた」と主張することは、本当の意味で彼女たちの苦しみに向き合うことなのだろうか。

「ワクチンのせいかもしれない」と思う。「ワクチンの被害者だ」と周りの大人たちが言えば、やっぱりそうなのだと思う。そんな中、「ワクチンのせいではないかも」とどこかでは思っていても、一度ワクチンの「被害者」になってしまったがために、「被害者」でなくなるきっかけを失って苦しんでいる少女もいるに違いない。

今、日本はワクチンを否定しなければ少女たちが救われないというようなドグマに陥っている。しかし、ワクチン接種によるがんの予防と、症状に苦しむ少女たちを治療し、症状から解放することとは両立する。

第2章

サイエンスが暴いた捏造

1――名古屋市の調査結果と、メディアの曲解

名古屋市の7万人調査

けいれんの映像と被害を訴える人たちの報道が溢れても、子宮頸がんワクチンが薬害を引き起こしていることを示す科学的エビデンスは何ひとつ提示されない――。そんな中、2015年12月14日、決定的なデータが公表された。名古屋市が市内に住民票のある中学3年生から大学3年生相当の若い女性約7万人を対象に行った、「子宮頸がん予防接種調査」の速報（中間解析）である。子宮頸がん予防接種調査とは、ワクチンによる副反応を疑うとされている24の症状について、子宮頸がんワクチンの接種群と非接種群における発生状況を比較したものだ。解析を行ったのは、名古屋市立大学大学院医学研究科の公衆衛生学分野である。

日本では、ワクチンによる薬害を疑う声が上がっても、ワクチン接種歴や病気にするナショナルデータが存在しないため、ワクチン導入前と後の「人口当たりの発症率」の比較を行うことは容易ではない。この状況の中、名古屋市の調査が優れているのは、調査対象を「市内に住民票がある」女性に限定している点だ。後述する、調査対象とする母集団を明確に設定しない、医療機関へのアンケートに基づく祖父江班の調査（研究班長：祖父江友孝・大阪大学大学院医学系研究科社会医学講座環境医学教授、本書67頁、188頁）とは異なり、名古屋市の調査は現在に至るまで、接種群と非接種群における発症率の差が比較できるデザインを持つ、わが国唯一の「人口ベース調査（population-based study）」となっている。

回答率はこの手の調査としては高く、全体で43・4％。年齢で補正した調査結果は、月経不順、関節や体の痛み、光過敏、簡単な計算ができない、簡単な漢字が書けない、身体が自分の意思に反して動くなど、メディアでも繰り返し報道されてきた症状が、ワクチン接種群に多く発生しているわけではなく、「むしろ15症状で少ない」という驚きの内容だった。

発表からさかのぼること3カ月、2015年9月の「朝日新聞」の報道によると、市内の接種者は約4万2000人。これをもとに計算すると接種者のアンケート回答率は約5割で、非接種者の回答率約3割より高い。回答者のうち接種者の割合も69・47％と、接種者の回答者全体に占める割合も非接種者（30・53％、接種不明を含む）の倍以上である。

健康や副反応に関心の高い人ほど回答する意欲があることを考慮すると、この調査はワクチン接種群に発症率が高く出るバイアスがかかっていた可能性が高い。

にもかかわらず「ワクチンを打っている人のほうが打っていない人よりも、症状のある人の割合が少ない」という結果が得られたことは、子宮頸がんワクチン薬害説をより強く否定する意味を持つ。しかし、「東京新聞」は「健康に関心が高い人ほどアンケートに回答するなど、データ自体に偏りがある可能性は否定できず、信頼性については議論を呼びそうだ」と書いて、真逆のバイアスがかかっているかのような印象を与えようとした。

名古屋市のウェブサイトにある「名古屋市子宮頸がん予防接種調査 解析結果」の表1を見てみる（現在、名古屋市のウェブサイトからはリンクが削除されており、以下の図表はすべて、当時のスクリーンショット画像を表現のみ分かりやすく修正したもの）。

網かけ項目のうち濃いグレーがワクチン接種者に有意（統計学的に意味のある差のこと）に症状が多い項目、薄いグレーが症状の少ない項目である。まず、薄いグレーの「関節やからだが痛む」「集中できない」「めまいがする」など、ワクチンを受けた人に典型的だと思われていた症状が、ワクチンを打っていない人のほうでより多く発生していることに驚く。一方で、濃いグレーの「月経量の異常」「物覚えが悪くなった」「身体が自分の意思に反して動く」「手や足に力が入らない」などの5項目を見れば、やはりワクチンを接種し

◆名古屋市子宮頸がん予防接種調査 解析結果（速報）

表１　〈ワクチン接種あり vs なし〉×〈症状あり vs なし〉のクロス集計結果
（接種したかどうか不明な人を除く30,279人）

		ワクチン接種なし		ワクチン接種あり		症状		
		症状なし	症状あり	症状なし	症状あり	不明	オッズ比	95%信頼区間
1	月経不順	6,812	2,330	15,354	5,515	268	1.05	(0.99-1.11)
2	月経量の異常	8,569	565	19,205	1,638	302	1.29	(1.17-1.43)
3	関節やからだが痛む	8,412	729	19,324	1,522	292	0.91	(0.83-1.00)
4	ひどく頭が痛い	8,232	928	18,714	2,168	237	1.03	(0.95-1.11)
5	身体がだるい	8,116	1,047	18,587	2,291	238	0.96	(0.88-1.03)
6	すぐ疲れる	8,163	996	18,578	2,297	245	1.01	(0.94-1.10)
7	集中できない	8,433	728	19,407	1,448	263	0.86	(0.79-0.95)
8	視野の異常	8,986	171	20,470	388	264	1.00	(0.83-1.19)
9	光を異常にまぶしく感じる	8,802	359	19,964	915	239	1.12	(0.99-1.27)
10	視力が急に低下した	8,358	799	19,466	1,400	256	0.75	(0.69-0.82)
11	めまいがする	8,060	1,095	18,564	2,299	261	0.91	(0.84-0.98)
12	足が冷たい	8,004	1,155	18,317	2,536	267	0.96	(0.89-1.03)
13	なかなか眠れない	8,454	698	19,379	1,492	256	0.93	(0.85-1.02)
14	異常に長く寝てしまう	8,080	1,073	18,357	2,488	281	1.02	(0.95-1.10)
15	皮膚が荒れてきた	8,076	1,076	18,789	2,081	257	0.83	(0.77-0.90)
16	過呼吸	8,834	333	20,183	704	225	0.93	(0.81-1.06)
17	物覚えが悪くなった	8,944	220	20,257	632	226	1.27	(1.09-1.48)
18	簡単な計算ができなくなった	9,082	81	20,697	189	230	1.02	(0.79-1.33)
19	簡単な漢字が思い出せなくなった	8,986	185	20,471	417	220	0.99	(0.83-1.18)
20	身体が自分の意思に反して動く	9,107	58	20,689	200	225	1.52	(1.13-2.04)
21	普通に歩けなくなった	9,135	22	20,811	73	238	1.46	(0.90-2.35)
22	杖や車いすが必要になった	9,139	16	20,853	33	238	0.90	(0.50-1.64)
23	突然力が抜ける	9,054	100	20,586	284	255	1.25	(0.99-1.57)
24	手や足に力が入らない	9,007	124	20,461	357	330	1.27	(1.03-1.56)
25	その他１（自由記載欄）	2,641	118	5,539	528	21,453	2.13	(1.74-2.62)
26	その他２（自由記載欄）	2,467	28	5,201	89	22,494	1.51	(0.98-2.31)

※「濃いグレーの網かけ」は接種ありで有意に症状が多い項目、「薄いグレーの網かけ」は接種ありで有意に症状が少ない項目（網かけは編集部で追加）

○オッズ比
ワクチン接種群の発症率／ワクチン非接種群の発症率

○95%信頼区間
95%の確率でこの値が正しいと言える範囲を95%信頼区間と呼ぶ。信頼区間が１をまたぐ場合は統計学的な有意差がない

表2　生まれた年度と有症率（予防接種を受けていない人のみ）

		H12	H11	H10	H9	H8	H7	H6	年間
		15歳	16歳	17歳	18歳	19歳	20歳	21歳	増加率
1	月経不順	1.00	1.05	1.10	1.12	1.09	1.63	1.63	7.4%
2	月経量の異常	1.00	1.08	1.15	1.39	0.97	1.51	1.86	8.9%
3	関節やからだが痛む	1.00	0.83	0.91	1.31	1.04	1.54	1.65	8.5%
4	ひどく頭が痛い	1.00	1.18	1.18	1.48	1.32	1.79	1.68	9.4%
5	身体がだるい	1.00	1.18	1.40	1.56	1.39	2.14	2.26	14.2%
6	すぐ疲れる	1.00	1.22	1.46	1.36	1.34	2.12	1.95	11.9%
7	集中できない	1.00	1.12	1.40	1.52	0.94	1.75	1.50	7.6%
8	視野の異常	1.00	0.75	0.98	1.30	1.93	2.05	2.53	17.9%
9	光を異常にまぶしく感じる	1.00	0.86	1.32	1.10	1.79	2.56	2.16	16.7%
10	視力が急に低下した	1.00	0.95	0.83	0.74	0.91	1.12	1.29	0.9%
11	めまいがする	1.00	1.00	1.18	1.21	1.24	1.54	1.53	7.5%
12	足が冷たい	1.00	1.13	1.19	1.40	1.47	1.81	1.88	11.2%
13	なかなか眠れない	1.00	0.85	1.06	1.06	1.91	2.84	2.65	20.0%
14	異常に長く寝てしまう	1.00	1.26	1.13	1.20	1.34	1.85	1.92	10.4%
15	皮膚が荒れてきた	1.00	0.97	0.96	1.17	1.26	1.09	1.34	4.5%
16	過呼吸	1.00	1.22	1.73	1.27	2.08	3.12	2.37	18.3%
17	物覚えが悪くなった	1.00	0.85	1.97	2.00	1.96	3.02	4.63	29.5%
18	簡単な計算ができなくなった	1.00	0.52	1.57	3.29	1.98	4.27	5.52	38.9%
19	簡単な漢字が思い出せなくなった	1.00	0.77	0.83	2.00	2.05	4.37	3.27	29.7%
20	身体が自分の意思に反して動く	1.00	0.91	1.32	1.88	0.46	4.44	2.51	22.4%
21	普通に歩けなくなった	1.00	0.96	0.52	0.98	7.32	3.09	5.29	37.9%
22	杖や車いすが必要になった	1.00	0.77	1.25	該当なし	5.25	1.85	4.74	30.9%
23	突然力が抜ける	1.00	1.05	1.04	0.89	3.22	2.84	2.67	20.9%
24	手や足に力が入らない	1.00	1.21	1.24	1.24	1.84	2.18	1.66	11.0%

ワクチンを接種していない人について、平成12年度生まれで症状がある人の割合を1とした場合のオッズ比を示した。この表では95％信頼区間の表示を省略してあるが、有意に症状ありが多くなっている部分を網かけで示した。10「視力が急に低下した」以外の症状は、年齢が高いほど症状のある人が増える傾向が強く見られた

※網かけは編集部で追加

表3　年齢修正後のオッズ比
（表1のオッズ比を、年齢による影響を考慮してロジスティック回帰分析で補正）

		補正前		補正後	
		オッズ比	95%信頼区間	オッズ比	95%信頼区間
1	月経不順	1.05	(0.99-1.11)	0.94	(0.88-1.01)
2	月経量の異常	1.29	(1.17-1.43)	1.11	(0.98-1.25)
3	関節やからだが痛む	0.91	(0.83-1.00)	0.86	(0.77-0.96)
4	ひどく頭が痛い	1.03	(0.95-1.11)	0.91	(0.83-1.00)
5	身体がだるい	0.96	(0.88-1.03)	0.80	(0.73-0.88)
6	すぐ疲れる	1.01	(0.94-1.10)	0.87	(0.79-0.95)
7	集中できない	0.86	(0.79-0.95)	0.81	(0.72-0.90)
8	視野の異常	1.00	(0.83-1.19)	0.84	(0.67-1.04)
9	光を異常にまぶしく感じる	1.12	(0.99-1.27)	0.92	(0.80-1.07)
10	視力が急に低下した	0.75	(0.69-0.82)	0.80	(0.71-0.89)
11	めまいがする	0.91	(0.84-0.98)	0.83	(0.75-0.91)
12	足が冷たい	0.96	(0.89-1.03)	0.79	(0.72-0.86)
13	なかなか眠れない	0.93	(0.85-1.02)	0.73	(0.65-0.81)
14	異常に長く寝てしまう	1.02	(0.95-1.10)	0.90	(0.82-0.98)
15	皮膚が荒れてきた	0.83	(0.77-0.90)	0.80	(0.73-0.88)
16	過呼吸	0.93	(0.81-1.06)	0.73	(0.63-0.86)
17	物覚えが悪くなった	1.27	(1.09-1.48)	0.99	(0.82-1.19)
18	簡単な計算ができなくなった	1.02	(0.79-1.33)	0.68	(0.50-0.93)
19	簡単な漢字が思い出せなくなった	0.99	(0.83-1.18)	0.75	(0.61-0.93)
20	身体が自分の意思に反して動く	1.52	(1.13-2.04)	1.15	(0.81-1.62)
21	普通に歩けなくなった	1.46	(0.90-2.35)	0.89	(0.51-1.56)
22	杖や車いすが必要になった	0.90	(0.50-1.64)	0.49	(0.24-0.99)
23	突然力が抜ける	1.25	(0.99-1.57)	1.01	(0.77-1.33)
24	手や足に力が入らない	1.27	(1.03-1.56)	1.13	(0.88-1.44)

※網かけは編集部で追加

た人のほうで発症率が高いのではないか、と思う人もいるだろう。オッズ比とあるのは「ワクチン接種群の発症率」÷「ワクチン非接種群の発症率」のこと。オッズ比が1より大きければ接種した人のほうに多い症状、小さければ少ない症状だ。

名古屋市は、ワクチン接種群において濃いグレー5項目の発症率が有意に高かった理由を調べるため、ワクチンの種類別、病院受診の有無等、様々なクロス集計を行い、結果に影響している可能性のある要素を検証した。すると、年齢と症状に強い関連、すなわち、「年齢が高い人ほど症状があると答える傾向」が見られることが分かった。

その詳細が表2「生まれた年度と有症率（予防接種を受けていない人のみ）」である。「視力が急に低下した」以外の全項目で、症状とワクチン接種との関連性を示すオッズ比より、発症年齢との関連性を示すオッズ比のほうがはるかに高いことが分かる。

次に、接種と症状の関係を客観的に評価するために、年齢の影響を排除する補正を行ったのが表3だ。右側の「年齢で補正」したオッズ比を見ると、接種群が非接種群より有意に多い症状はひとつもなく、むしろ15の症状で接種群のほうが有意に「少なかった」ことが分かる。

日本人を対象とした子宮頸がんワクチンの安全性データは治験のものしかなく、副反応検討部会もこれに、海外の市販後データ、他のワクチンとの比較、臨床の知見などを総合して、薬害は起きていないという判断を下してきた。一方、子宮頸がんワクチンの薬害を訴える人たちは、ワクチンの市販後データが海外のものしかないことを理由に、日本人だけで薬害が起きているのかもしれないという主張をしてきた。

そんな中、名古屋市は早々に2015年9月から市内に住む若い「日本人」女性を対象とした独自調査を開始し、わずか2カ月半で結果をまとめて公表した。厚生労働省が2016年の年明けから思春期の疼痛《とうつう》や運動障害に関する似たような全国規模の疫学調査を行うと発表したのが2015年11月27日になってからであることを考えれば、名古屋市の迅速な対応は高い評価に値する。

2015年12月14日の河村たかし名古屋市長による調査結果発表の記者会見も全体に言葉を選んだ配慮あるものだった。結果は「症状とワクチン接種との関連性は認められない」というものだが、ワクチンとの因果関係を疑って症状に悩む人がいることは重く受け止め、年明けから相談窓口も設置し、「最終報告は1月中を目途に出す」とした。

当時、ワクチン接種後に体調不良を訴えた患者に対する自治体独自の補償制度を作った神奈川県では、「ワクチンを打っていれば治療費が無料になる」といった噂が立ち、それらしい症状が少しでもあれば「ワクチンとの関連性を疑うとの診断書を書いてほしい」と訴えるケースが首都圏の病院で増えていた。名古屋でも似たようなことが起き、ワクチンを打っていないのに同じ症状のある患者たちに不公平感が広がるのではないかとの懸念はあった。しかし、名古屋市の対応は、あの時点では、最善のものだったと言えるだろう。少なくとも、あの時点では。

薄弱なエビデンスに基づく政治判断が真の被害をもたらす

名古屋市が中間解析を発表してから3日後の2015年12月17日、WHOの諮問《しもん》機関であるGACVS（ギャックス：ワクチンの安全性に関する諮問委員会）が子宮頸がんワクチンに関する新たな安全声明を発表した。

この声明は2014年3月に発表された前回の声明以来、1年半ぶりとなる。3ページにわたる声明の最後のほうで一段を割き日本に言及しているが、12月21日、筆者がこの件を指摘した記事「「エビデンス弱い」と厚労省を一蹴したWHOの子宮頸がんワクチン安全声明」がウェブに掲載された時点でこれを報じていたメディアは一社もなかった。それでも早かったのは、共同通信発で報じた電子版の「毎日新聞」と「日本経済新聞」だった。17日に出た声明であるにもかかわらず、6日遅れの12月23日になってから「WHOのワクチン安全性諮問委員会が〝23日までに〟声明を出した」と報じた。筆者の知る限り、本紙はみなクリスマスイブの24日朝刊が初報だった。23日より前にたまたま話をした「朝日新聞」の関係者と「読売新聞」の記者は、「厚労省担当はいるけれど、WHO担当はいないので書く新聞はないいんですよ」と言っていた。

肝心の声明における日本の副反応騒動への言及は、驚くほど踏み込んだ表現だった。2014年の声明で「GACVSは日本のデータにワクチンと症状の因果関係を見ないが、専門家による副反応検討委員会は引き続き調査中」と記載されていた顚末《てんまつ》の続きは、さらに辛辣《しんらつ》になっていた。

「専門家の副反応検討委員会は子宮頸がんワクチンと副反応の因果関係はないとの結論を出したにもかかわらず、国は接種を再開できないでいる。以前からGACVSが指摘しているとおり、薄弱なエビデンスに基づく政治判断は安全で効果あるワクチンの接種を妨げ、真の被害をもたらす可能性がある」

声明の中で、政治判断を批判された国は日本のみだ。政治的に配慮した表現を重視する国際機関が、一国だけ名指しで政策批判を行うのは珍しい。筆者もWHOに勤務した経験を持つが、こうした文書を見た記憶はあまりない。GACVSのメンバーは、世界から選ばれた疫学、統計学、小児科学、内科学、薬理学、中毒学、自己免疫疾患、ワクチン学、病理学、倫理学、神経学、医薬規制、ワクチンの安全性などに関する14名の専門家で構成されている。この時、日本からも元国立感染症研究所感染症情報センター長で、川崎市健康安全研究所所長の岡部信彦氏が初めて招聘され、GACVSのメンバーとして参加した。

声明を読んだ日本小児科学会理事のある小児科医は「恥ずかしい限り」と語り、日本産科婦人科学会のある理事も「私には全体が日本への声明のように読める」と語った。報道されることはほとんどないが、両学会はこれまでもワクチン接種再開を求める要望書や声明を繰り返し発表している。

声明の最大のポイントは、フランスの医薬品当局による調査の解析結果だった。フランス当局は子宮頸がんワクチン接種後に起きている自己免疫性の症状について200万人の少女を対象に大規模調査を行い、ワクチン接種群と非接種群の間には「接種後3カ月時点でのギランバレー症候群の発症を除くすべての症状の発症率に有意差なし」と結論付けた。しかし、そのギランバレー症候群の発症率上昇リスクも10万例に1例程度と大変小さい。WHOは今後、仮に別のスタディなどを通じてこの結論が確定することがあっても（本書255頁参照）、ワクチンが子宮頸がんなどの原因となるヒトパピローマウイルスの感染を長期にわたって防ぐというベネフィットについて十分に考慮する必要がある、と念を押した。当のフランス政府も子宮頸がんワクチンを定期接種から外さなかった。

声明には、「CRPS（複合性局所疼痛症候群）」と「POTS（起立性頻脈症候群）」というふたつの症候群についての詳細な言及があった。これらの症候群は、一般の医療関係者にも馴染みのないものだが、子宮頸がんワクチンの副反応を議論する際にはよく聞かれる。声明によれば、CRPSもPOTSもワクチン導入以前から指摘されている症候群で、いずれも原因は不明。関連のない症状の寄せ集めにただ名前を付けている可能性もあり、何をもってCRPSやPOTSとするのかといった疾患概念（病気の定義）は確立していない。たとえこうした定義の曖昧《あいまい》な病気を診断することの難しさを考慮したとしても、治験、市販後調査のいずれにおいてもCRPSやPOTSの発症が増えたというエビデンスはない。CRPSもPOTSも、症状は一時日本でも話題になった「慢性疲労症候群（CFS）」とよく重なるが、CFSの発症とワクチンとの因果関係もイギリスにおける調査ですでに否定されているとして、CRPSやPOTSとワクチンとの因果関係を否定した。

声明が「エビデンス薄弱」として暗に示唆《しさ》した日本のHANSも、CRPSやPOTSと同様にひとつの症候群として捉える妥当性に欠ける。慢性の痛みや疲労感、けいれんや運動障害、月経異常や自律神経障害、髄液異常などありとあらゆる症状が出現し、「ワクチンが引き起こした免疫異常による脳神経障害としか考えられない」とするが、ワクチンが原因であるという科学的・疫学的エビデンスはなく、「関連のない症状の寄せ集めにただ名前を付けているだけ」の可能性が高い。HANSはワクチン接種から何年経っても発症し、いったん治っても何度でも再発する、「場合によっては100以上の症状が出る」というから、疾患概念としての曖昧さはCRPSやPOTSの比ではないと言っていいだろう。

2014年の声明にあった「生物学的・疫学的裏づけのない、症例の観察に基づく薬害説を懸念する」という記述や、今回（2015年）の声明にある「子宮頸がんワクチン接種後に起きたという、診たことの無い症状に出会った臨床医は、速やかにそれらの症状を診た経験のある医師たちに紹介することが推奨される。それが患者への有害で不必要な治療を防ぎ、患者の日常生活への復帰を早める」という記述も、日本に言及したものではないが、日本を念頭に置かずに書かれたものとは考えがたい。

奇しくもこの声明と同日、東京大学教授（当時）の坂村健氏は「毎日新聞」12月17日付の紙上で、新しいワクチンと同様、分からないことの残る放射能の影響と報道の在り方についてこう語っている。

「事態がわからないときに、非常ベルを鳴らすのはマスコミの立派な役割。しかし、状況が見えてきたら解除のアナウンスを同じボリュームで流すべきだ」

状況が見えてきた子宮頸がんワクチン問題でも同様に、メディアは、名古屋市の調査や

WHOの声明、ひいては、ジョン・マドックス賞をきっかけとして日本の子宮頸がんワクチン問題に対する国際的評価を報じるなど、「解除のアナウンス」のボリュームを上げていくことはできないだろうか。

消された速報

2016年6月18日、土曜日の午前0時に「事件」が起きた。2015年12月14日に発表された中間解析結果を含む名古屋市調査の速報が、名古屋市のウェブサイトから削除されたのだ。代わりに公開された「子宮頸がん予防接種調査の結果を報告します」というページに待望の最終解析はなく、どの症状に何人が症状ありと答えたかを示す「集計結果」という生データだけがPDF形式で公開された。

プレスリリースも記者クラブへの投げ込み（通知）もなく、土曜の午前0時という役所の休みの日の、ウェブアクセスの極めて少ない時間にサイトはひっそりと更新された。あまりにひっそりとした「報告」にメディアも気づかず、名古屋市によれば、週明けの20日に名古屋市に問い合わせをしたメディアは、筆者が関係していたウェッジ社を含む、2社

◆2015年12月14日に発表され、その後消された名古屋市調査の速報のスクリーンショット

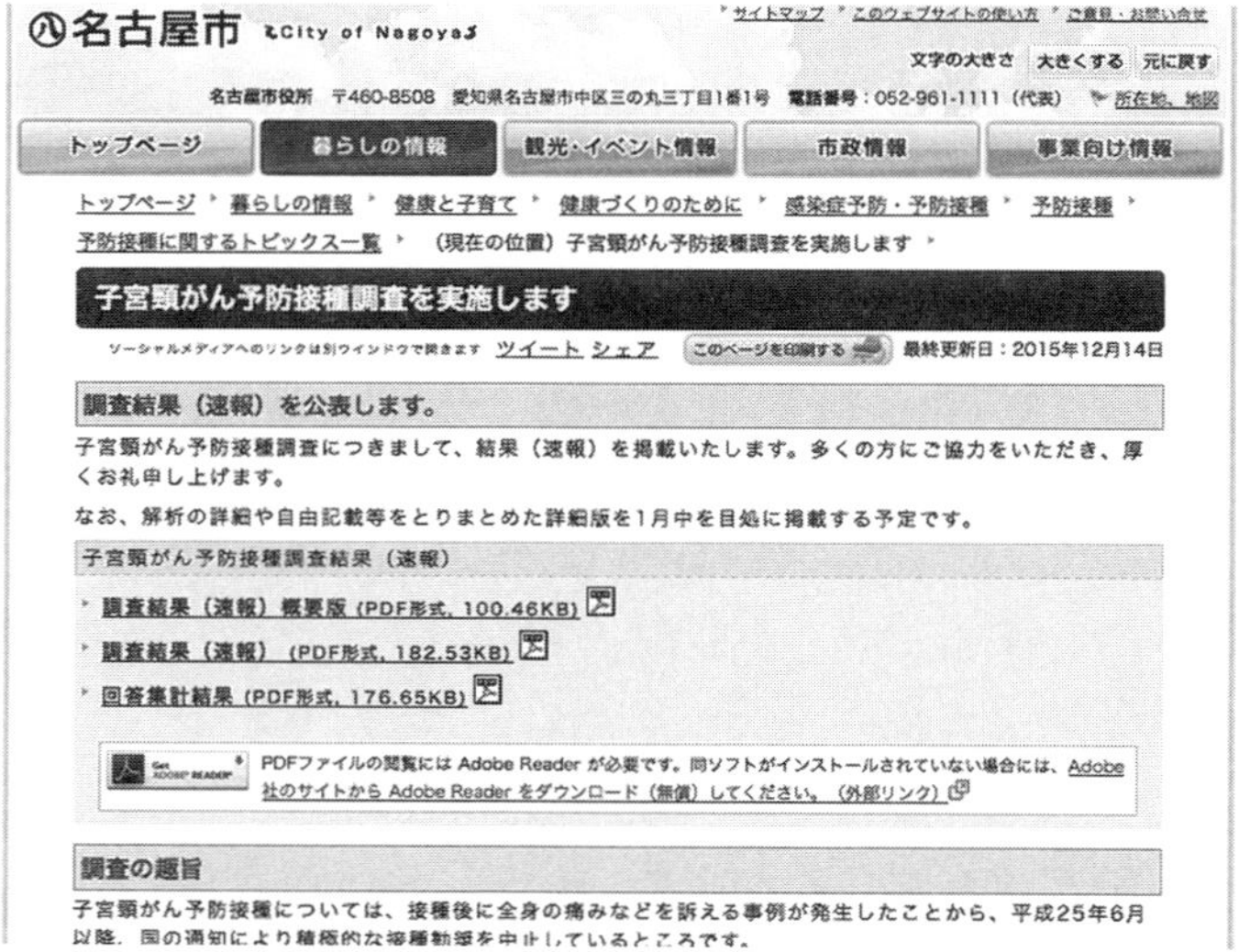

名古屋市 City of Nagoya

サイトマップ　このウェブサイトの使い方　ご意見・お問い合せ

文字の大きさ　大きくする　元に戻す

名古屋市役所　〒460-8508　愛知県名古屋市中区三の丸三丁目1番1号　電話番号：052-961-1111（代表）　所在地、地図

トップページ　暮らしの情報　観光・イベント情報　市政情報　事業向け情報

トップページ　暮らしの情報　健康と子育て　健康づくりのために　感染症予防・予防接種　予防接種　予防接種に関するトピックス一覧　（現在の位置）子宮頸がん予防接種調査を実施します

子宮頸がん予防接種調査を実施します

ソーシャルメディアへのリンクは別ウインドウで開きます　ツイート　シェア　このページを印刷する　最終更新日：2015年12月14日

調査結果（速報）を公表します。

子宮頸がん予防接種調査につきまして、結果（速報）を掲載いたします。多くの方にご協力をいただき、厚くお礼申し上げます。

なお、解析の詳細や自由記載等をとりまとめた詳細版を1月中を目処に掲載する予定です。

子宮頸がん予防接種調査結果（速報）

- 調査結果（速報）概要版（PDF形式、100.46KB）
- 調査結果（速報）（PDF形式、182.53KB）
- 回答集計結果（PDF形式、176.65KB）

PDFファイルの閲覧には Adobe Reader が必要です。同ソフトがインストールされていない場合には、Adobe社のサイトから Adobe Reader をダウンロード（無償）してください。（外部リンク）

調査の趣旨

子宮頸がん予防接種については、接種後に全身の痛みなどを訴える事例が発生したことから、平成25年6月以降、国の通知により積極的な接種勧奨を中止しているところです。

だけだったという。

同じURLに、前日までは「調査結果（速報）を公表します」というページがあった。名古屋市は、2015年12月14日に「調査結果（速報）」を発表し、この時は河村たかし市長が記者会見まで行った。「結論」の項には、「今回調査した24項目の症状について、ワクチン接種者に有意に症状のある人が多い項目は無かった」と記してあったが、この日に新たに発表された「集計結果」という資料にはそのような記述や解析結果が一切ない。

接種した人がしていない人に対してどの程度症状が起こりやすい

かを比較した「オッズ比」も消され、ＰＤＦの「集計結果」に示された「何人中何人が症状ありと答えた」という数字を、わざわざExcelにでも入力して計算しなければ、結果を解釈できない状態になっていた。

遅れに遅れた最終報告

河村市長は中間解析を発表した12月14日の記者会見で「最終報告は1月中を目途に出す」と言った。ところが、2月に入っても出ない。問い合わせる報道各社に、市の担当者は「3月までには……」と答え、なぜか最終報告に市長は同席しないという話にもなっていた。年度をまたいで4月に入っても結果は出なかった。

２０１６年6月2日、しびれを切らして名古屋市役所を訪問した「Wedge」編集部に対し、4月の人事異動で一新されていた担当者たちは、「まだ出せない。時期は言えないが、そんなにかからないと思っている。調査時期（２０１５年9月）から1年かかってしまうようなことはさすがに避けたい」と答えた。

なぜ出せないのか。市の回答は要領を得ないばかりか、変化もした。

２０１６年5月23日の電話取材では「関係する様々な団体と調整中」だったが、6月2日の対面取材では「自由記述欄のタイピング（入力作業）に時間がかかっているから」という理由が追加された。３月末のリミットを越えた理由は「数字を精査しているとときどき間違いが見つかり、そのつどつぶしていたから。報告書として出すために体裁的なことなど文面の細かい調整も行い、それらをそのつど名古屋市大や上層部に回して確認を取っていたので時間がかかった」というものだ。

年度末にこだわる役人が、その程度の事務処理の遅れを理由に、最終報告の発表を年度越えさせるのは不可解だ。調整している「様々な団体」とは誰なのか。いくら聞いても、具体的には、被害を訴える人たちの団体からの抗議の話しか出てこない。「ひとつひとつ丁寧な対応が必要ですから。それも「調整」です」と答える。

名古屋市を訪ねたのと同じ２０１６年6月2日、「Wedge」編集部は河村市長を直撃し、なぜ最終報告が遅れているのか尋ねた。

市長　「あれは出しとるじゃろ」

編　「いや、出たのは速報だけです」

市長　「そうじゃったか？　出しとるじゃろ」

河村市長は、何かを隠しているというふうではなく、ただ関心を失っているようだった。

河村たかし市長の発言

そもそも、この日本人を対象とした初の大規模子宮頸がんワクチン副反応疫学調査は、なぜ名古屋で行われたのだろうか。河村市長は、調査実施発表の2015年8月24日と、速報発表段階の12月14日に記者会見を行っている。

8月24日の発言はこうだ。

「こういういろんな皆さんからの声が届いたときですね。予防接種の副反応に。届いたときに、やっぱり責任を持って。今までだと、何かこういうことになると、すぐ逃げ腰になるんですけれど、そうじゃなくて、全件調査をするということにきちっと踏み出しまして、日本一のワクチン予防接種先進都市にふさわしいことをやっていきますので」

「これもね、この間お見えになって。色んな症状を訴えられておる方がね。そういう皆さんの声に応えるということですから、なかなかええんじゃないですかね。いつも全然褒めてもらえんけれど、たまには、名古屋もええことをやるわなと言ってもらいたいわな」

市長の発言にあるように、この調査は被害を訴える人たちの訴えを受けて始めることにしたものだった。「中日新聞」の報道によれば、2015年1月9日、「被害者の会」愛知支部の会のメンバー10人が河村市長のもとを訪れ、市内のワクチン接種者全員を対象とした健康調査を実施することなどを要望している。市長の発言にも見え隠れするが、関係者からは、市長自身が薬害の可能性を心配して始めた調査だとも聞く。

市の担当者も、調査票は「被害者の会」の意見を反映したものだと言っていた。

確かに、「歩行障害」としてひとつに数えられる症状を「普通に歩けなくなった」と「杖や車いすが必要になった」に、「記憶障害」を「物覚えが悪くなった」と「簡単な漢字が思い出せなくなった」にそれぞれ区別するなど、通常の医療では独立した症状として捉えることのない具体的な症状が個別の症状として設定されている。

アンケート回答者に占める接種者の割合は69・47％。「被害者の会」は症状のある人たちに対して、アンケートに積極的に回答するよう呼びかけていたというから、この約7割という高い数字は、その成果でもあるのだろう。

すなわち、この調査は、「被害者の会」の要望に応じて始まり、「被害者の会」の要望どおりに進んだ調査だったと言える。

以下は、12月14日の会見での河村市長の発言だ。「有意差がない」という速報を見た市長は、「驚いた」と語っている。

「私も国会におりまして、薬害の問題というのは、本当に日本の歴史上、大変な課題を抱えておりまして。私の認識では、一番最初はサリドマイドでしたかね。それから、僕らが国会におったころは、何といってもエイズの非加熱製剤の問題があって、ああいうのもみんな対応が遅れていって、それをどこかの自治体がこれだけの大量に調査をして、そこから一定の結論というか、因果関係の大きな重要な要素を引き出していくというのは、初めてではないですか。初めてだと思いますよ」

「私の素直な感覚を言いますと、役人が言ったやつじゃないですよ。びっくりしましたよ。本当に。まず驚きましたね。この結果はね。こういう格好で、いわゆる子宮頸がんワクチンを打ったか打たないかで、今の数字で言うと、影響がないというふうに見られる数字が出たというのは。何でかというと、エイズやサリドマイドで、そちら側の話を今までずっと国会の中でやってきましたので。薬害という方でね。だから、非常に驚きました」

この調査は、国会議員時代に薬害問題で「そちら側の話」をやってきたという河村市長が、被害を訴える団体の要望を受けて開始したものなのだ。結果に驚いたのも無理はない。

河村市長が中間解析を発表した２０１５年12月14日、薬害問題に取り組むＮＧＯ「薬害オンブズパースン会議」は名古屋市役所で会見を開き、「明らかに不自然な結果で、被害実態をとらえる解析もなされていない」（「朝日新聞」の記述）と批判。２日後の12月16日には市長宛てに「速報の解析結果の「結論」の信頼性は乏しい」とする意見書を送付していた。意見書では、「分析疫学の解析手法を適用して接種群と非接種群の統計学的有意性の検定を行うには適さない」「年齢調整の誤り」などと問題点を指摘し、「さらなる分析」「徹底した分析」「生データの公表」を求めていた。

一方で、多くの疫学者はこの指摘に首をかしげていた。

「名古屋市が発表したＨＰＶワクチンと自覚的な諸症状との関連を調べた調査は、非接種群を比較対照に置いた、良くデザインされた大規模な疫学調査で、結果の信頼性は高いと考えます」

そう語るのは、愛知県がんセンター研究所疫学・予防部の田中英夫部長だ。

「一部の団体からは、年齢を補正してオッズ比を算出したことが不適切であるとの意見があるようですが、この調査のように、ふたつの集団間で有病率を比較する場合、年齢の影響を補正して因果関係の有無を推定する値を算出することは、疫学の基本中の基本です」

「どんな調査にも、いくつかのバイアスが入り込んでいる可能性がありますが、この調査では接種群のほうがワクチンと有症状を関連付けて回答しやすくなると考えるのが自然です。回答者に占める接種群の割合が大きいことを考えると、結果は全体に因果関係を過大評価する方向に働いていると思われます。にもかかわらず、症状との関連性が認められなかったのですから、その結果は、ゆるぎないものと考えるのが妥当です」

市長も例に挙げているサリドマイド問題では、ドイツのレンツ博士が活躍し、薬害疫学発展の礎《いしずえ》となった。その時、レンツ博士が最終的にまとめたケース・コントロール・スタディにおける「オッズ比は380」である。一方、名古屋市調査では、すべての症状について「オッズ比は1」前後だ。

「典型的な薬害のサリドマイドでは、こういう大きさのオッズ比が出ています。今回、名古屋市で調査した症状を、子宮頸がんワクチンの薬害によるとするのは無理があります」(前出の田中英夫氏)

薬害オンブズパースン会議の事務局長を務める水口真寿美弁護士は、12月14日の会見で、「副反応の症状は複合的でひとりが複数の症状を持っている。個々の症状ごとに接種者と非接種者との有意差を比べても意味がない」とも述べている。この「重なり」理論はかねて同団体が主張していることだが、「これももし本当に薬害ならそれぞれ単独の症状でも有意差が出ると考えるのが一般的」(田中英夫氏)である。

詳細解析しても変わらなかった結論

薬害オンブズパースン会議が求めた「さらなる分析」「徹底した分析」で、最終解析は変わったのだろうか。

「Wedge」編集部に対し、解析を請け負った名古屋市立大学大学院医学研究科公衆衛生学分野の鈴木貞夫教授は、「名古屋市からの許可がないので取材には対応できない」とした。そこで、市に「最終報告書で速報から何か大きく結論は変わるんですか?」と問うと、担当者は「変わらないです。変わったら困っちゃいますよね」と答えた。

では、なぜ市は２０１６年６月18日公開のウェブサイトで、速報と結論の変わらなかった最終報告書を公表せず、集計結果だけを代わりに出したのか。そして、オッズ比や「有意差がない」という最終解析結果の開示を避けたのか。

２０１６年６月20日の「Wedge」編集部の電話取材に対し、担当者は以下のとおりに答えた。

市「疫学の解析について、専門家がいない市では評価できません。解析部分についての公表は差し控えたい」

編　「名古屋市立大学の解析結果、つまり有意差がないという速報の結論を市は最終的に否定するということですか」

市　「名古屋市立大学の解析結果は否定しません」

編　「では、なぜオッズ比を表から消してしまったのですか」

市　「オッズ比は解析の結果だから、市としての発表に馴染まないからです」

編　「市立大学の解析結果を否定していないのに？」

市　「いち解析結果ということです」

編　「最終報告書にあるはずの、市立大学の最終的な解析結果を見たいが、鈴木教授は市の許可がなければ取材に応じられないと言っています。市が最終報告書を出さないのなら、鈴木教授に依頼するので、市はその許可を出していただけませんか」

市　「その許可は出せません」

編　「なぜですか」

市　「市からの委託契約で市立大学は解析しているからです」

編　「生データが市の財産であることは理解できなくはないが、解析は鈴木教授が研究者としてやっているのだから、その研究成果を市が闇に葬るのはおかしいのではないですか。これから先も最終報告書、市立大学の最終解析結果を開示する考えはないですか」

市「報告は今回で終わりです」

速報から変わることのなかった「有意差がない」という最終解析結果、つまり「ワクチン接種と症状の間に因果関係はない」という結論を否定はしないが、公開はできないという名古屋市。いったい、なぜなのか。

「因果関係はない」のに、そうとは言えなくなった名古屋市

年度末までの発表に向け担当者が作業を急いでいたであろう時期、大きな出来事があった。2016年3月30日に開かれた、国とワクチン製造企業2社を相手に早ければ6月にも集団提訴を行う予定だとする被害を訴える人たちの記者会見である。各紙報道によると、会見の時点で原告に加わる意向を示しているのは12人。その後、原告を募る説明会が全国で続けられていた。

この件について、2016年6月2日の取材で「Wedge」編集部が市の担当者と次のようなやり取りをしている。

編「年度末にちょうど、3月30日に国賠提訴の会見がありました。影響はありましたか？　よりセンシティブになったとか」

市「ええ、そのあとは、ですね」

編「どういうふうにセンシティブになるんでしょうか？　提訴に関わる捉えられ方をする、とか」

市「そういうのはありますね。速報出してからでもそうですけれども、これをもとにいろんなことをお話ぅかがっている部分も、いろんなところでありまして」

編「有意差がない、という部分がいろんな引用や話につながるわけですね」

市「はい。私どもとしてはどちらにも与《くみ》していないし、中立的な立場が保てるのも非常に大事だな、と」

編「提訴の話があってセンシティブ度が上がっている中で、解析結果を出しづらくなったとか」

市「どうするんだどうするんだという話は当然出てきまして」

編　「提訴の話が出て、役所の中では議論になりましたか？」
市　「どうするんだと議論はありました。上層部も頭の隅にはあったと思います」

市の「苦しい事情」がよく理解できるエピソードがある。子宮頸がんワクチンの製造販売企業のひとつであるＭＳＤに対し、名古屋市が抗議文を送っているのだ。ＭＳＤは、集団提訴を予告する記者会見のあった２０１６年３月30日、「２０１５年12月には名古屋市が疫学調査を行い、約３００００人の女性から回答がありましたが、この調査では、接種者と非接種者の間で調査対象となった24項目の症状について発症頻度に差はなかったという結果が報告されています」と、名古屋市調査の中間解析結果に触れながら声明を発表している。

抗議は、被害を訴える人たちが提訴すると言っているワクチン製造企業の声明文に、「被害者」だという人たちにとっては不利で、ワクチン製造企業にとっては有利な情報として名古屋市の調査が引用されたことに対するものだ。

しかし、公表資料の一部を引用することは著作権法上も認められている。市の言い分は不可解だ。

編　「抗議は文書で行ったんですか」
市　「はい」
編　「どのような内容ですか」
市　「あくまで速報値ですし、それをもってあたかも科学的な根拠が取れたかのような結論なさっているんですが、私どもはそういうことは言っていないんですよと」
編　「引用は削除してくれと？」
市　「はい。そうお願いしています。最終報告じゃない、速報ですよということ。結果が変わるとは思ってないとは言っているんですけれども、最終報告として出したもんじゃない」
編　「最終のあとなら良かった？」
市　「ま、そこで使われる分にはあれかもしれない。ただ、あともうひとつは、引用の仕方ですね。あからさまなエビデンスのひとつとして、『ない』ですよ、という言い方で書かれているので。うちとしては結論の下にきちんと書かせていただいていますけれども、慎重に判断していく部分もあるので、名古屋市として『ない』と言ってるわけじゃないと」

名古屋市の調査結果（速報）の結論の項「今回調査した24項目の症状について、ワクチン接種者に有意に症状のある人が多い項目は無かった」の後には、確かに次のような文章がある。「※この結果は統計的な分析であり、個々の事例の因果関係については慎重に判断する必要がある」。

編「この※印以下、『個々の事例の因果関係は慎重に判断する必要がある』まであれば良かった？」

市「書いてくれれば。だからといって書いていいというわけではないです……」

編「最終報告まで待って、『※……』があればよい、ということですか？」

市「最終報告じゃないし、エビデンスのひとつとして結論付けるのは、やめていただきたい、と。私どもとしては、やっぱり、思いはここの思いなんですね。個別には慎重な判断が必要、という」

編「MSDの引用は、統計として差がなかったという調査もある、と正確に引用している。何がいけないのか分からない。最終報告の後なら引用していいというわけでもない、と……」

市（苦笑）

編「こんな苦しい抗議書、出したい人はいない。出せって誰かに言われてるんですか？」

市（無言）

編「折角、いい調査されたのに、何でそんな苦しい思いをされてるんですか？　そういうことには普通ならないですよね。何かよほどの事情でもあるのでしょうか」

市（沈黙）

市の速報の解析結果についてクレームを文書で入れたのは、「被害者の会」と行動をともにしている（本書26頁）薬害オンブズパースン会議だけとのこと。以上が、市は市立大学に「疫学的解析」を依頼しながらも、「集計結果」だけを開示するに至った流れである。

取材を進めていく中で興味深かったのは、「事件」から約1週間後の2016年6月26日夜、NHKが突如これを「名古屋市が結果を事実上撤回」と報じたことだ。「朝日新聞」も同様に「名古屋市が結論撤回」と報じた。

しかし、関係者に対する取材で明らかになったのは、名古屋市は、名古屋市立大学が示した「因果関係なし」という中間解析の結果を「撤回したのではない」ということだった。中間解析は出したもののいろいろと「困ったこと」があり、最終解析を出してまた市として主体的に判断したものと取られるといろいろと「困ったこと」が起きる可能性があるので、生データだという集計結果だけを公表して最終解析は出さず、一度は市長が会見まで開いて発表した中間解析も隠してしまったという事情であった。

解析を行った名古屋市立大学大学院・鈴木貞夫教授は、当初「Wedge」編集部の取材には答えられないと言っていたが、2016年11月には筆者の取材に答えてこう語った。

「名古屋市との契約は三つ。ひとつは、接種者だけでなく非接種者からもアンケートを取ること、つまり因果関係の推論のできるデータを取ること、ふたつ目に、データを公開し、誰でも解析できる形にすること、三つ目は、論文を書かせることとです」

ところが、2016年4月のある日、名古屋市の職員が大学にやってきた。市職員は、「被害者の会」の事務局長を務める池田利恵《としえ》氏（日野市議会議員）や関係者から名古屋市への批判ツイートが集中している様子を見せながら、「こんなものが出回っているので、解析は発表できなくなった」と言った。批判は、子宮頸がんワクチンと副反応とされている症状の因果関係の証明はない、疫学的に調査するべき、と鈴木教授が過去に書いたSNS投稿を根拠に、名古屋市は最初から結論ありきの人に解析を頼んだというものだった。

『結論ありき』とは全くの心外です。僕は出てきた数字を信じるだけの疫学者。気の毒だとは思うが謝罪はしない、市にはどうぞ発表してくださいと言いました」

「市のほうにもよっぽど困ったことがあったのでしょう。その後、謝りに来たのでこの話はもういいですが、市長がこの調査をやったことはすごいと思うし、どんな結果が出るか楽しみでした。正直、何かは出るかもしれないくらいは思っていました。いや、子宮頸がんワクチンの話はそもそもよく知らなかったので、全く分からずにやったというほうがいいかな。でも、結果を見て驚きました。打っている人のほうに圧倒的にバイアスがかかるはずなのに、この結果ですから」

ワクチン接種群の回答率が高かったことに加え、ワクチンの副反応に関心が高い人のほうが「症状あり」と回答する意欲が高いであろうことも考慮すると、この調査には、ワクチン接種群に発症率が高く出るバイアスがかかっている可能性が高い。にもかかわらず、むしろワクチン接種群に低いと出た結果は、「子宮頸がんワクチン接種と24症状の間に薬害と呼べるような因果関係がないこと」を意味する。

鈴木教授はこう続けた。

「僕が市からもらった解析委託料はすべて英文校正費で消えました。科学者に対する利益相反には厳しいのに、弱者に寄り添うと言って被害者団体と調整するのは利益相反ではないのでしょうか」

当初、名古屋市は、鈴木教授の行った最終解析が論文の形でも世に出ることに難色を示し、「世界の誰もが公表された生データを使えば論文を書けるのに自分だけが書けない状態」だったと言う。しかし、2016年7月頃には河村市長からも「先生、論文、書いてくださいよ」と言われ、海外のジャーナルへの投稿中だ。

幻の「最終解析」の全容入手

子宮頸がんワクチンをめぐる世界初の国家賠償請求訴訟とワクチン製造企業に対する集団提訴の行われた2016年7月27日、筆者はある文書を手にしていた。名古屋市の調査の「最終解析」だ。名古屋市と名古屋市立大学に対して情報開示請求を行い、入手したものだった。

名古屋市も、名古屋市の委託を受けて調査データの解析を行った名古屋市立大学も、同じタイトルのふたつの文書、「子宮頸がん予防接種調査結果報告書「3．調査結果の解析」および「4．まとめ」（請求に関わるもの）」と「身体の症状と子宮頸がんワクチン接種の有無のクロス集計及び解析（複数症状）」を開示した。名古屋市立大学が名古屋市に「最終解析」として提出した文書の未公開部分である。

ここに未公開の最終解析文書に記された、鈴木教授らによる「まとめ」5項目を改めて抜粋してみよう（傍点は筆者）。

○子宮頸がんワクチンの接種の有無と24項目の症状の有無について解析を行うにあたり、接種を受けた人と受けていない人では年齢構成が異なることがわかった。

○接種を受けた人には年齢が高い人が多く、年齢が高い人は接種を受けていなくても症状がある人が多いことから、接種を受けた人と接種を受けていない人を単純に比較すると、接種の有無以外に年齢の違いも症状の有無に影響してしまうことになる。

○年齢の影響を除いた、接種の有無と症状の有無の関連を評価するため、ロジスティック回帰分析による多変量解析を行った。24項目の症状について、接種を受けた人と受けていない人を比較した結果、接種を受けた人に有意に発症が多い症状は見られなかった。

○解析の条件によっては接種を受けた人に有意に発症が多い症状が一部あったが、オッズ比は1に近く、統一的な傾向もみられなかったことから、ワクチンの接種が原因で生じた有意差とは判断できない。
○接種を受けた人が有意に少ない症状が多く見られたが、生物学的な知見からワクチンの接種によりこれらの症状が減少することは考えにくい。また、そのオッズ比は1に近いため、これらの有意差は、ワクチンの接種が原因とは考えにくく、他の要因により生じたものと考えられる。

名古屋市は最終解析をまとめなかったわけでも、中間解析の結果を撤回したわけでもなかった。「最終解析」を含む最終報告書は、公的文書として出せる形で3月には完成していた。取材でも名古屋市の担当者が「（解析結果は中間解析から）変わらないです。変わったら困っちゃいますよね」と認めていたとおり、最終解析でも、やはりワクチン接種と24症状との因果関係は否定されていた。

興味深いのは、被害を訴える人たちの団体からの「さらなる分析」「徹底した分析」との要望によって最終解析に新たに加えられた、「複数症状」に関する解析結果だ。

薬害オンブズパースン会議の事務局長を務める水口真寿美弁護士は、名古屋市が中間解析（速報）を発表した直後の会見で、複数症状の解析がないことをもって中間解析に信頼性がないと主張していた。

◆身体の症状と子宮頸がんワクチン接種の有無のクロス集計（複数症状）

※症状があると答えた項目の個数別にクロス集計を行った

	ワクチン接種なし		ワクチン接種あり		合計
	症状なし	症状あり	症状なし	症状あり	
1つ以上の症状がある	4,410	4,688	10,638	10,110	29,846
2つ以上の症状が重複してある	4,410	3,040	10,638	6,642	24,730
3つ以上の症状が重複してある	4,410	2,045	10,638	4,535	21,628
4つ以上の症状が重複してある	4,410	1,459	10,638	3,263	19,770
5つ以上の症状が重複してある	4,410	1,057	10,638	2,358	18,463
6つ以上の症状が重複してある	4,410	740	10,638	1,750	17,538
7つ以上の症状が重複してある	4,410	536	10,638	1,252	16,836
8つ以上の症状が重複してある	4,410	387	10,638	909	16,344
9つ以上の症状が重複してある	4,410	268	10,638	668	15,984
10以上の症状が重複してある	4,410	186	10,638	471	15,705

◆身体の症状と子宮頸がんワクチン接種の有無の解析（複数症状）

	単変量解析		多変量解析	
	オッズ比	95%信頼区間	オッズ比	95%信頼区間
1つ以上の症状がある	0.89	（0.85-0.94）	0.83	（0.78-0.88）
2つ以上の症状が重複してある	0.91	（0.86-0.96）	0.81	（0.76-0.87）
3つ以上の症状が重複してある	0.92	（0.86-0.98）	0.80	（0.75-0.86）
4つ以上の症状が重複してある	0.93	（0.86-1.00）	0.79	（0.73-0.86）
5つ以上の症状が重複してある	0.92	（0.85-1.00）	0.77	（0.70-0.84）
6つ以上の症状が重複してある	0.98	（0.89-1.08）	0.79	（0.71-0.88）
7つ以上の症状が重複してある	0.97	（0.87-1.08）	0.75	（0.67-0.85）
8つ以上の症状が重複してある	0.97	（0.86-1.10）	0.74	（0.64-0.85）
9つ以上の症状が重複してある	1.03	（0.89-1.20）	0.76	（0.64-0.89）
10以上の症状が重複してある	1.05	（0.88-1.25）	0.76	（0.63-0.93）

■有意に少ない個数の重複症状（網かけは原文書のまま）

ところが、最終解析で示された「1つ以上の症状がある」から「10以上の症状が重複してある」までの患者のうち、ワクチン接種群において非接種群よりも多かった群はひとつもなかった。それどころか、年齢の影響を取り除くために行った多変量解析の結果、ワクチン接種群のほうがワクチン非接種群よりも、症状の重なりが「少ない」ことが明らかになっていた。

以上のとおり、名古屋市の大規模調査は、子宮頸がんワクチンが、日本人の間で「薬害」というレベルの副反応を引き起こしている可能性がないことを科学的・疫学的に証明している。薬害を主張する団体の要望に添った解析を行っても、薬害は立証されていない。

専門的知識を持つ人にも持たない人にももう一度考えてほしいのは、薬害を訴える人たちに対して、科学的根拠もないのに薬害だと同調することが必ずしも善ではないということだ。長年にわたる訴訟の末、薬害は認められないという結論が出た時、ワクチン被害を信じ、ワクチンを恨んで青春を過ごした少女たちは誰を恨めばいいのか。大切なのは、「子宮頸がんワクチンのせいだ」と言う大人たちに囲まれ、治るきっかけを失ってしまった少女たちが、1日も早く回復することである。そして、がんを予防する安全なワクチンがあったのに、そうとは知らずに接種せず、防げたはずのがんになる少女たちをひとりでも減らすことだ。

※筆者が情報開示請求して入手した名古屋市の最終解析結果は以下のＵＲＬで公開されている。

https://www.mamoreruinochi.com/wordpress/wp-content/uploads/docs/nagoya-jouhoukoukai.pdf

2──3・16池田班発表の衝撃

「遺伝子」に食いつくメディア

「子宮頸がんワクチン副反応 白血球型影響か」（日本テレビ「日テレNEWS24」3月16日）

「子宮頸がんワクチン副反応『脳に障害』国研究班発表」（TBS「NEWS23」3月16日）

「健康障害 患者8割、同じ遺伝子」（「毎日新聞」朝刊3月17日）

「子宮頸がんワクチン 脳障害発症の8割で共通の白血球型」（「朝日新聞」朝刊3月17日）

「接種副作用で脳障害8割が同型の遺伝子 子宮頸がんワクチン」（「読売新聞」朝刊3月20日）

「記憶障害や学習障害など脳の働きに関する症状を訴えた患者の7～8割は特定の白血球の型を持っていることが分かった」（「中日新聞」朝刊〈共同通信配信〉3月17日）

2016年3月16日以降、こんな報道が続いた。

厚労省は、常設の副反応検討部会とは別にふたつの研究班を設置し、子宮頸がんワクチンの副反応を研究させていた。班長（主任研究者）に指定されたのは、牛田享宏・愛知医科大学学際的痛みセンター教授と池田修一・信州大学第三内科（脳神経内科）教授（当時）である。前者は通称「牛田班」、後者は「池田班」と呼ばれている。

「慢性の痛み診療・教育の基盤となるシステム構築に関する研究」の牛田班は、子宮頸がんワクチンの接種行為がきっかけとなって痛みを慢性化させている可能性をさぐる視点から、「子宮頸がんワクチン接種後の神経障害に関する治療法の確立と情報提供についての研究」の池田班は、子宮頸がんワクチンの薬剤が脳や神経に障害を起こしている可能性をさぐる視点から、それぞれ研究と治療にあたってきた。

2班はこれまで非公開の会議を繰り返してきたが、3月16日は2班の合同会議の模様がメディアに公開される形となった。一連の報道は2班のプレゼンテーションを受けてのものである。プレゼン合戦の結果は、池田班の圧勝だった。メディアは池田班の発表だけに触れた。科学的な意味を持たないデータでも、「遺伝子」「白血球型」といった科学的なワードを使って不安を煽《あお》れば、メディアは進んで書く。言い方に気をつけていれば、問題になっても「メディアが勝手に書きました」と言える。牛田班が公然と池田班を批判しないことも分かっていただろう。

神経に障害がなくても痛みが生じることや、子宮頸がんワクチン導入以前から原因不明の長引く痛みを訴える子どもが多数いることを紹介した牛田班のデータに触れたメディアはなかった。

問題の「遺伝子」「白血球型」は、正しくは「ＨＬＡ（ヒト白血球抗原）型」と呼ばれ、ヒトの免疫応答に深く関与する遺伝子配列である。例えば、臓器移植を行う際に免疫による拒絶反応が起きないよう、患者と臓器提供者との間で一致させる必要があるのもこのＨＬＡ型だ。

２０１５年７月４日、「毎日新聞」が「厚労省研究班に加わる鹿児島大のグループは、接種後に手足の痛みや記憶障害などが出た12～19歳の少女12人の血液を採り、ＨＬＡ型を調べた。その結果、『ＨＬＡ‐ＤＰＢ１』と呼ばれる遺伝子が『０５０１』という型だった患者が11人（92％）に上り、免疫異常による脳炎などを起こしていた。『０５０１』は日本人に最も多い型だが、全体では４～５割とされ、グループは５月の日本神経学会学術大会で『ＨＬＡ型が副作用に関連している可能性がある』と報告した」と報じて以来、界隈では注目されていた話だが、今回の成果発表会ではデータが更新され、*05:01 型の患者が「鹿児島大で19人中16人（84％）、信州大で14人中10人（71％）」となった。

患者に多い遺伝子型？

筆者は、京都大学大学院医学研究科附属ゲノム医学センターの松田文彦教授の協力を得て、池田班の発表資料を検証した。すると、池田班の発表には複数の重大なミスリードが見つかった。

ひとつ目は、池田班が、比較の対象とはならない数値を比較していることだった。「患者で84％（鹿児島大）、71％（信州大）」という数値は、患者集団の「遺伝子（正確には、アレル）保有率」である。一方、「日本人全体で4割程度」という数値は、日本人が保有する「遺伝子頻度（アレル頻度）」だ。

「遺伝子保有率」と「遺伝子頻度」は全く別のものである。

中学校の理科で習ったメンデルの法則を思い出してほしい。次頁の図のとおり、子世代（F2）の遺伝子は、両親から各1個ずつ引き継いだ、大文字A、小文字aの遺伝子で構成される。今、*05:01型を大文字でA、*05:01以外の型を小文字でaと表すとすると、HLA-DPB1は、AA（ホモ）、Aa（ヘテロ）、aaの3通りに表現できる。遺伝子「保有率」とは1個でも遺伝子Aを持つ人の割合のこと、遺伝子「頻度」とは遺伝子Aが現れる割合の

◆保有率と遺伝子頻度（アレル頻度）は異なる

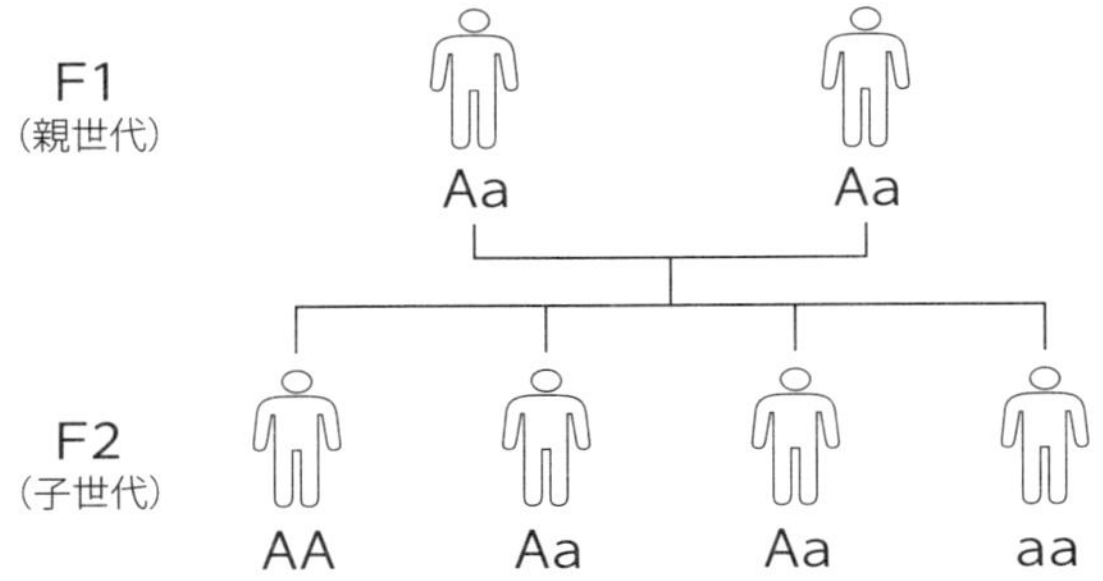

・意味
保有率（どちらか１個でもＡを持つ人の割合）
遺伝子頻度（ある集団で遺伝子Ａが現れる頻度）

・F2で計算すると
3人／4人＝75％
4個／8個＝50％

ことである。AA、Aa、aaがそれぞれ1名、2名、1名、計4人の集団である図のF2（子世代）で言えば、遺伝子A、すなわち、*05:01の遺伝子「保有率」は3人／4人＝75％、遺伝子「頻度」は4個／8個＝50％となる。保有率と頻度は全く異なるものであることが分かるだろう。

「夫婦12組、計24人のある集団の収入を調査したところ、少なくとも夫婦どちらかひとりが500万円以上の収入のある夫婦が11組あった。働く日本人全体の40〜50％が年収500万円以上である。だからこの集団は平均より年収500万円以上の人の割合が多い」。一見正しいようだが、これは本当だろうか。11組すべてで夫婦どちらかひとりしか500万円以上稼いでいなかったとすれば、24人中11人で、11／24×100＝45・8（％）。これは日本人の平均40〜50％と変わりない。つまり、遺伝子頻度から受ける印象を遺伝子保有率に関する結論のように言うことは誤りであり、ミスリードである。

専門家と正しい比較をしなおす

筆者は、AA、Aa、aaの遺伝子型を持つ池田班の患者の数を再現し、改めて正しい比較を行うことにした。「池田班の患者の遺伝子頻度」と「日本人の遺伝子頻度の平均」との比較である。

まず、鹿児島大の19例だが遺伝子頻度の記載がない。しかし、HLA-DPB1*05:01型だけは、欄外の注記に「2例追加」「ホモ接合体6例、ヘテロ12例」とある。よって、総数は19＋2＝21例（検体数N＝21）で、AAが6人、Aaが12人、aaが3人の母集団だと割り出せる。遺伝子頻度は24個／42個＝57・1％と計算が再現できた。

信州大の14例については、「保有率が71％、遺伝子頻度が46％」との記載がある。これをもとに考えると、AAが3人、Aaが7人、aaが4人となり、正確な遺伝子頻度は、13個／28個＝46・4％となった。

遺伝子頻度は、鹿児島大57・1％、信州大が46・4％だ。

次に「日本人全体で4割程度」と報道されている数字について検証した。鹿児島大の表には「HLA遺伝子アレル頻度（日本人 Control）」が40・70％、信州大の表には「遺伝子頻度（一般日本人）」が38・4％とあり、どちらの数字も「4割程度」で間違いない。ただし、鹿児島大の40・70％という数字の出典は不明であり、信州大は38・4％という数字は出典を「HLA研究所のデータ」としているので、ここからは、「日本人全体の遺伝子頻度は信州大の38・4％（つまりHLA研究所のデータ）」として話を進める。

さて、本題は「鹿児島大57・1％（N＝21）、信州大46・4％（N＝14）」というHLA-DPB1 *05:01型の遺伝子頻度が、「日本人全体の遺伝子頻度38・4％」に比べて本当に多いと言えるのかだ。

脳障害だという患者の遺伝子頻度は、日本人平均と差なし

今度は松田教授に、「鹿児島大57・1％、信州大46・4％」という数字が、偶然ではなく統計学的な意味（有意差）のある数字かどうかを調べるため、検定（Fisher の Exact 検定）

◆池田班が発表したHLA型に関するスライド

鹿児島大学におけるHLA geno-typingについて

HLA遺伝子アレル頻度(日本人Control)			患者における頻度(Patient)	
HLA-A	24;02	36.52%	6/16	38%
HLA-C	03;04;01	13.77%	5/16	31%
HLA-C	8:01:01	9.75%	3/16	19%
HLADRB1	15;01	9.37%	6/19	32%
HLADRB1	09;01;02	13.76%?	7/19	37%
HLADQB1	04;01;01	12.98%	6/19	32%
HLADQB1	06;02;01	11.63%	6/19	32%
HLADQB1	03;03;02	14.53%	7/19	37%
HLA-DPB1	05;01	40.70%	16/19 アレル頻度 24/42 (57.1%)	84%
HLA-DPB1	02;01;02	26.45%	7/19	37%

（2例追加 HLA-DPB1 05;01 18 / 21名 85.7% ホモ接合体6例 ヘテロ12例）(P<0.001)
アレル頻度 24/42 (57.1%)

DPB1 05 01はアジア型多発性硬化症,や視神経脊髄炎との関連があるとの報告がある

信州大学における脳障害例のHLA検査のまとめ

14例で施行

			保有率	遺伝子頻度	遺伝子頻度(一般日本人*)
DPB1	・05:01	10例	71 %	46 %	38.4 %
	・02:01	4例	28 %	14 %	24.1 %
	・04:02	3例	21 %	10 %	9.78 %
DQB1	・06:01	6例	42 %	32 %	19.1 %
	・04:01	3例	21 %	10 %	12.9 %
DRB1	・08:03	4例	28 %	14 %	8.29 %
	・15:02	5例	35 %	17 %	10.6 %

*HLA研究所のデータより

共に、池田修一「子宮頸がんワクチン接種後の神経障害に関する治療法の確立と情報提供についての研究」（厚労省ウェブサイトより） ※枠線は編集部で追加

◆HLA-DPB1の型別遺伝子頻度

n=31,755 alleles	
A	遺伝子頻度
*24:02	36.101%

n=19,701 alleles	
C	遺伝子頻度
*03:04	12.451%
*08:01	7.370%

n=31,973 alleles	
DRB1	遺伝子頻度
*09:01	14.318%
*15:02	10.615%
*08:03	8.288%
*15:01	7.738%

n=2,990 alleles	
DQB1	遺伝子頻度
*06:01	19.084%
*03:03	15.541%
*04:01	12.901%
*06:02	7.152%

n=2,966 alleles	
DPB1	遺伝子頻度
*05:01	38.402%
*02:01	24.107%
*04:02	9.778%

※ http://www.hla.or.jp のデータより作成

を実施してもらった。あるサイコロを10回振った時、3の目が2回出れば3の目の出やすいサイコロだと言えるだろうか。3回ならどうか。このように、得られた数字がたまたま出たものではなく、本当に統計的な意味を持つかどうかを検討するのが検定だ。

有意差があるかないかの判断基準（有意水準）は通常1％に設定し、p値（仮説に反するデータが得られる確率）が0・01より小さければ「有意差あり」とする。計算すると、鹿児島大のp値は0・0162となり、「有意差はない」。ところが、鹿児島大の発表資料の欄外注記にはp＜0.001とある。松田教授によれば、これは「検定の手法に重大な誤りが想起されるほどの大きな違い」である。

有意水準を5％と少し緩めに設定する場合も

ある。その場合、鹿児島大は10種類のＨＬＡ型を比較しているので、設定した有意水準の０・０５を10で割った数字（この場合は０・００５）より小さな時に初めて有意差があると判断するが（「下手な鉄砲も数打ちゃ当たる」を避ける一般的な方法で、統計学者は常にそれを行う）、０・０１６２という数字は０・００５も大きく上回るので、５％の有意水準でも「有意差はない」と結論される。

信州大の検定結果も、HLA-DPB1の*05:01型を含む全７つの型についてp値は０・０５を大きく上回り、０・０５を７で割るまでもなく「有意差は全くない」と言える結果となった。

すなわち、「鹿児島大57・１％、信州大46・４％」という数字は、日本人全体の４割程度という数字と有意な差がなく、「日本人の平均的な遺伝子頻度」という結論になる。

池田班の発表とそれに基づくメディア報道には、遺伝学者や統計学者の専門的サポートを受けていないのではないかと思われる箇所も散見された。保有率と頻度の混同という極めて基本的な誤りがその代表だが、鹿児島大のスライドでは「05;01」などとセミコロン「;」を使っていることもそのひとつだ。ＨＬＡ遺伝子の遺伝子型の表記ではコロン「:」を用いるのが世界のコンセンサスである。

松田教授はこう語る。

「そもそも、21とか14という少ない検体数では偶然の産物である場合が多すぎる。そのため、検定もやったところでほとんど意味を持たず、だから発表では検定結果を示さなかったのかもしれない。今後、150人に検体を増やしていく計画らしいが、少なくとも現段階のデータは科学的意味を全く持たない」

では、150人にまで検体数を増やすと、どんな検定結果が予想されるのか。「信州大14例の分布結果と同じままだったら」という仮定を念頭に松田教授に尋ねると、次のような答えが返ってきた。

「14人の時と全く同じであるとは考えられない。例えば、*05:01の遺伝子頻度が約46・4%だとすると、14人が15人になった時に15人目の人がAA、Aa、aaである確率は、それぞれ21・5%、49・8%、28・7%である。15人目がAAかAaかaaかによって15人での集団の遺伝子頻度は、それぞれ50・0%、46・7%、43・3%となる。1例増やしただけでもこのようにぶれてくるので、14例から150例で頻度が変わらないという単純な発想は通用しない」

つまり、14人の集団で得られた結果が、150人でも同じである可能性は限りなくゼロに近い。

◆鹿児島大学・信州大学 HLA 調査の検定解析

アレル	HLA研究所			鹿児島大学			両側F検定p値	オッズ比(95%CI)	両側F検定p値（検定回数10で補正）
	アレル数	その他	当該アレル頻度	当該アレル数	その他	当該アレル頻度			
（A列）	（B列）	（C列）	（D列）	（E列）	（F列）	（G列）	（H列）	（I列）	（J列）
DPB1*0501	1139	1827	0.384	24	18	0.571	0.0162	2.139(1.156-3.958)	0.1625

アレル	HLA研究所			信州大学			両側F検定p値	オッズ比(95%CI)	両側F検定p値（検定回数7で補正）
	当該アレル数	その他	当該アレル頻度	当該アレル数	その他	当該アレル頻度			
DPB1*05:01	1139	1827	0.384	13	15	0.464	0.4365	1.390(0.659-2.932)	H列の検定ですでに有意差がないので、多重検定の補正をするまでもない
DPB1*02:01	715	2251	0.241	4	24	0.143	0.2726	0.525(0.181-1.517)	
DPB1*04:02	290	2676	0.098	3	25	0.107	0.7506	1.107(0.332-3.690)	
DQB1*06:01	571	2421	0.191	9	19	0.321	0.0912	2.008(0.904-4.462)	
DQB1*04:01	386	2606	0.129	3	25	0.107	1.0000	0.810(0.243-2.696)	
DRB1*08:03	2650	29323	0.083	4	24	0.143	0.2873	1.844(0.639-5.319)	
DRB1*15:02	3394	28579	0.106	5	23	0.179	0.2133	1.831(0.695-4.818)	

（出所）京都大学大学院医学研究科附属ゲノム医学センター・松田文彦教授作成

1）HLA 研究所のアレル頻度の公開データと解析検体総数から DPB1、DQB1、DRB1各遺伝子における当該アレルの数とそれ以外の数（解析検体総数×2－当該アレル数）を算出

2）信州大学のデータについては、14例（28染色体）と遺伝子頻度から、当該アレル数を算出（例えば DPB1*05:01は、28染色体中の頻度が46%なので、28×0.46＝12.88→13人）（列 E）。その他のアレルの数を計算（28－当該アレル数）（列 F）し、2×2表で、Fisher の Exact 検定を実施（列 H）およびオッズ比を計算した

3）鹿児島大学のデータについては、患者のアレル頻度および対照群のデータの出所と解析検体数が不明なので、検定をすることが不可能。かろうじて、DPB1*05:01はスライドの脚注にアレル頻度情報が記されているので、このアレルでのみ検定を行った。DPB1*0501の対照群の遺伝子頻度は、鹿児島大にも HLA 研究所のデータである38.4%を用いた。これは、発表スライドにあった「HLA 遺伝子アレル頻度（日本人 Control）」の40.7%より小さい数字であり、患者群の方が DPB1*0501の頻度が高いという仮説が、より有意差ありとなりやすい計算になっている

誤報の震源は医学部長

筆者は池田班の発表から8日後の3月24日、池田班の遺伝子データにおける「保有率と頻度の混合」という基本的ミスを指摘し、正しい検定結果も示して、池田班が子宮頸がんワクチン接種後の脳障害だとする症状とDPB1*05:01という遺伝子が何の因果関係も持たないことをウェブ記事で発表した。

この記事に対し、「池田班の発表資料には保有率も頻度も両方書いてある。誤報をしたのはマスコミだ」とメディアを批判し、池田教授を擁護する人もいた。

しかし、3月16日の成果発表会で、池田修一氏は自らこう語っている。

「鹿児島大学が脳症状を訴える患者さんのHLA型を調べたところ、19人中16人でDPB1*05:01という型が非常に多く、84%だった。日本人の頻度は40・7%ですから、日本人の平均頻度に比べて倍以上ということが言えます。私が信州大学で14例で調べてみると、やっぱり71%の方がDPB1*05:01を持っていました。これが何を意味しているかというと、日本人の通常の頻度の倍以上ということ」

大変遺憾なことに、「特定の遺伝子を持つ人が子宮頸がんワクチンを接種すると脳障害を起こす可能性がある」という誤報の震源は、メディアではなく池田教授本人だった。

池田班が、HLA型について発表したのは今回が初めてではない。前述したように、2015年7月4日付「毎日新聞」の「子宮頸がんワクチン 免疫遺伝子が障害関与」と題した記事には「グループは5月の日本神経学会学術大会で『HLA型が副作用に関連している可能性がある』と報告した」とあり、池田班が少なくとも1年ほどはこのHLA型にこだわっていることが分かる。

では、池田班はなぜHLA-DPB1の*05:01というHLA型にこだわるのだろうか。「毎日新聞」で紹介されたように、12例中11例と保有率が極めて高く（現段階でも保有率は7～8割）、他の遺伝子より目立ったこともあるだろう。しかし、繰り返すが、12例中11例という数字は保有率であり、日本人平均頻度より高いと考えるのは「誤り」である。

同時に、次頁のスライドからは池田班のひとつの「狙い」が透けて見える。池田氏はこのスライドを示しながら、こう述べている。

「HLAというのは民族によって頻度というものが随分違っていて、日本を含む東アジア、この民族はDPB1の*05:01というものの頻度が非常に高い、それに対して欧米人はこの頻度が非常に低い」

子宮頸がんワクチン薬害説への批判はたくさんあるが、中でも「日本人に特有の薬害な

◆遺伝子型DPB1*05:01が日本人に多いことを示すスライド

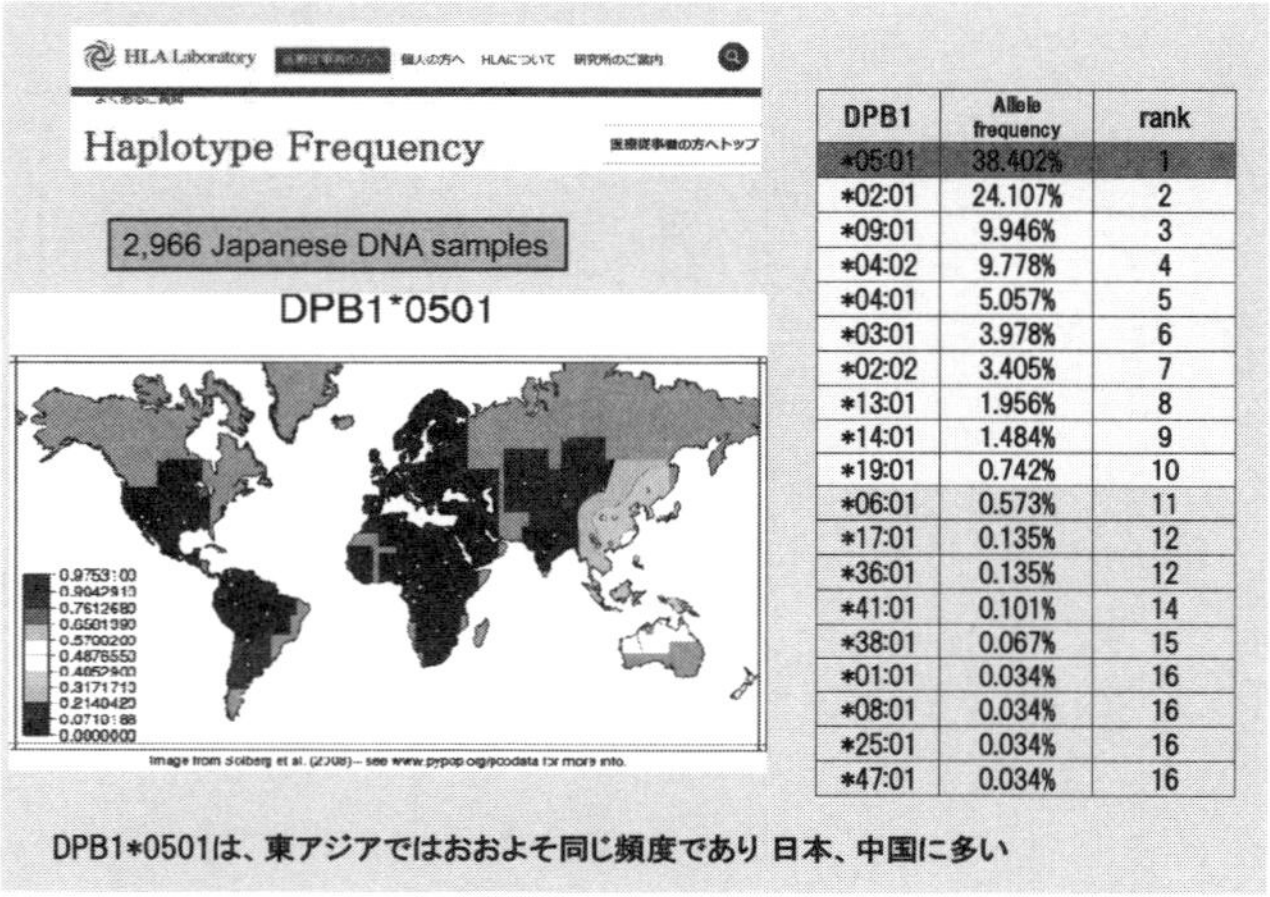

池田修一「子宮頸がんワクチン接種後の神経障害に関する治療法の確立と情報提供についての研究」（厚労省ウェブサイトより）／DPB1*05:01は地図中の明色の地域（東アジア、豪州）に分布

どない」というのが強力な反証のひとつだった。しかし、ワクチンによるものとされる症状は日本人に頻度が高い遺伝子が原因であるという説明がつけば、この批判を乗り越えることができる。池田氏は「日本人だけに起きているのは当然」と主張する目的ありきでDPB1*05:01に注目し、DPB1*05:01に有利となる誤った統計解釈を意図的にマスコミに流してきた可能性がある。

池田氏はさらにこう続けている。

「こういう遺伝的バックグラウンドが、ワクチンを打った後の副反応の出やすさに関係しているかもしれない」

記事を書くにあたって筆者は池田氏に、鹿児島大のp値の計算根拠など、HLA型データに関する質問をした。すると、「HLA geno-typing の結果表示で、DPB1*05:01 アレル（遺伝子）についてその遺伝子頻度とこのアレルをヘテロまたはホモで有している個体頻度をもう少し明瞭に分けて示さなかったことが混乱の原因になったと考えております。鹿児島大学のデータについては高嶋博教授へ直接お問い合わせ下さい」という関係のない回答を返してきた。池田氏は保有率と頻度の混同についても、鹿児島大のp値が0・001より小さいとする理由についても答えていない。

学力低下、不登校、昼過ぎまで起きられないのはワクチンのせいか

全国の医師の多くは、池田班発表に対し、統計学や遺伝学以前の大きな疑問を持っている。それは、池田班が解析の対象としている「脳障害」の患者の疾患定義がよく分からないことだ。

次頁のスライドは、池田班が「脳障害」とする患者の臨床症状を示している。しかし、記憶力低下、集中力低下、朝起きられない、光がまぶしいといった症状は、ワクチンを打

っていなくてもよくある症状だ。

池田教授は「脳障害がワクチンと関係があると判断した」症例としてこんな少女を紹介している。

「なぜこの脳障害がワクチンと関連があると我々が考えたかという例をお示しします。この患者さんは2010年ですかね、サーバリックスを打った後から、四肢の脱力、全身倦怠《けんたい》感、車椅子使用となり、起立性調節障害と診断して、薬物療法とリハビリテーションを行った。その後、杖歩行まで改善したので学校行こうということになったんですが、幼児向けの本しか理解できない。学校へ行ってうまくいかないと言うんですね」

この少女の脳PET画像を撮ると、前葉頭頂葉の神経細胞が働いていないことが分かり、高次脳機能検査（精緻な知能テスト）をやってみると、通常のIQや動作性のIQは悪くないが、処理速度だけが極端に悪いという。発表のあった2016年3月16日夜に放送されたTBSの「NEWS23」でも「分かってきたのが記憶力の低下などを訴える患者の傾向だ」とのナレーションの後、池田氏自身がこう語っている。

「情報の処理速度、『処理速度』だけが極端に落ちている。正常の6割くらいまで落ちている」

しかし、学校でうまくいかないのは果たして子宮頸がんワクチンを打ったせいなのか。

「高次脳機能検査で脳の処理速度が落ちている」と言われれば脳の異常が客観的に評価されたかのようだが、知能テスト形式のこの検査の処理速度は被験者の意欲や意思にも左右される、ゆっくりやろうと思えばゆっくりやることもできる簡単なテストだ。高次脳機能障害を疑うとする少女たちの症状は、スライドにあるように、勉強の内容を記憶できない、

◆「脳障害」として示された症状のスライド

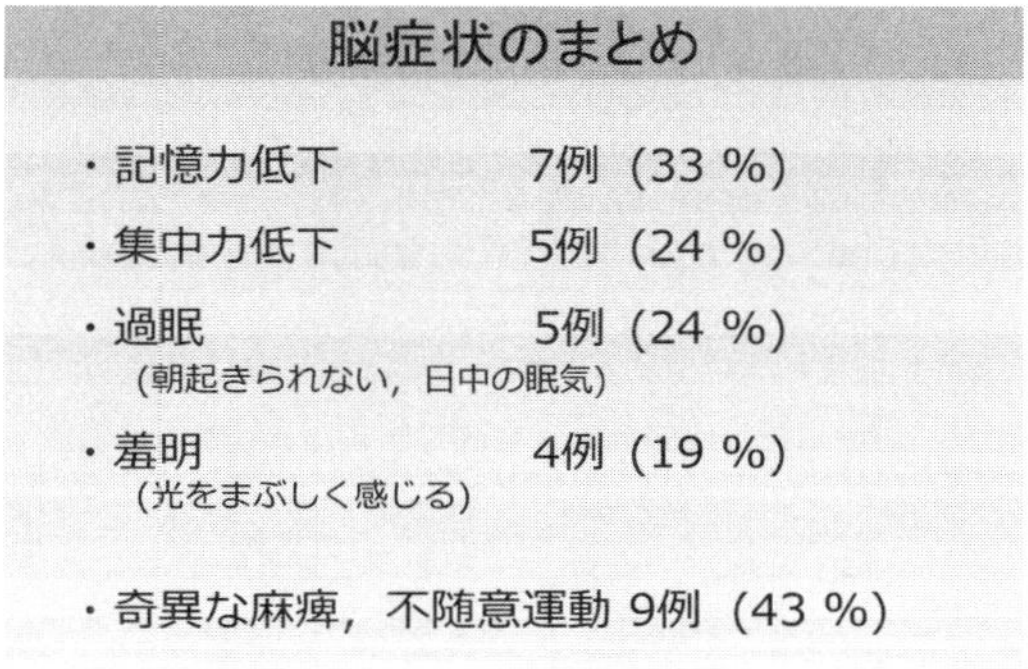
脳症状のまとめ
・記憶力低下　7例（33 %）
・集中力低下　5例（24 %）
・過眠　5例（24 %）
(朝起きられない，日中の眠気)
・羞明　4例（19 %）
(光をまぶしく感じる)
・奇異な麻痺，不随意運動 9例（43 %）

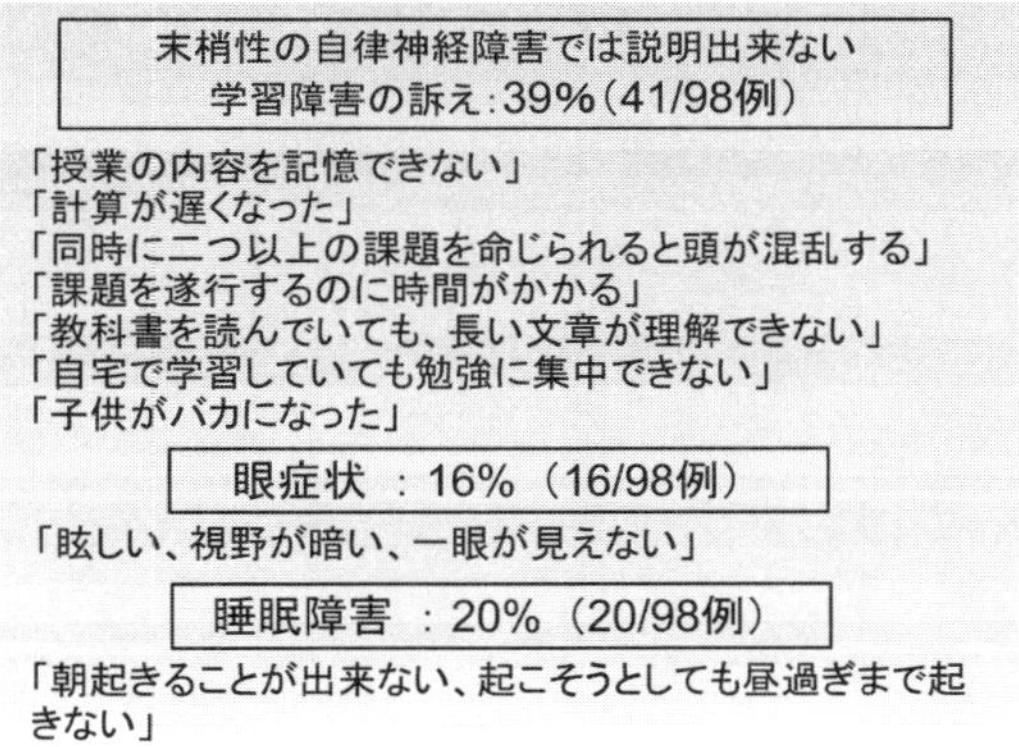
末梢性の自律神経障害では説明出来ない
学習障害の訴え:39%(41/98例)
「授業の内容を記憶できない」
「計算が遅くなった」
「同時に二つ以上の課題を命じられると頭が混乱する」
「課題を遂行するのに時間がかかる」
「教科書を読んでいても、長い文章が理解できない」
「自宅で学習していても勉強に集中できない」
「子供がバカになった」
眼症状：16%（16/98例）
「眩しい、視野が暗い、一眼が見えない」
睡眠障害：20%（20/98例）
「朝起きることが出来ない、起こそうとしても昼過ぎまで起きない」

池田修一「子宮頸がんワクチン接種後の神経障害に関する治療法の確立と情報提供についての研究」（厚労省ウェブサイトより）

計算が遅くなった、昼過ぎまで起きられないといった、あくまでも自覚的な訴えである。第1章で、小児神経の専門医がこう言っていたのを思い出す読者もいるだろう。「簡単な計算もできないという症例がたくさん出てきますが、この子たちはみんな時間がかかっても全問正解しています」（本書45頁）。これは速度は遅いが通常のＩＱや動作性のＩＱは悪くないという情報とも矛盾しない。

「脳障害」としている21例のうち、画像検査で異常が見られたのは結局、何例だったのだろう。発表では明らかにされていないが、末梢性の自律神経障害では説明できない学習障害があったという症例41例のうち、なぜ21例のみを「脳障害」と診断したのかは不明だ。

池田教授は先ほどの症例紹介に続けて、このような発言をしている。

「この年齢で、麻痺だとか高次脳機能障害を訴えている他の病態と区別できるのかということなんですが、この方もワクチンを打って数年経って突然足のけいれん、歩きにくいというようなことで、子宮頸がんワクチンの副反応じゃないかと受診しています。こういう子が高次脳機能検査をすると、全般的に悪いんですね。そして脳の画像を撮ってみると、脳の画像上、どっか機能が落ちているところはないとなって、これは、高次脳機能検査と脳画像から、これはやっぱりワクチンの障害ではないかという判断になります」

他の病気とワクチンによる脳障害との鑑別基準を話すとしていたのに、途中から別の話になっている。ワクチンを打って数年経った子の脳の画像に異常は見られなかったと言いながら、高次脳機能検査で処理速度が遅いと、なぜワクチンのせいだとなるのか。ロジックは不明だ。

池田班にしかできない？　身体表現性障害との区別

脳や神経そのものに異常がなくても、脳や神経の「働き」に異常が生じる「身体化」、あるいは「身体表現性障害」という病気があることは前述した。心の病気という誤解があるが、恐怖、不安、痛み、怒りなどの様々な情動がきっかけとなって起きる「身体の病気」である。115頁上段にある「脳症状のまとめ」というスライドの最後に出てくる「奇異な麻痺や不随意運動」が身体化によって起きることも、決して稀ではない。池田班は、ワクチンと関連すると位置づけている脳障害や高次脳機能障害と、身体表現性障害をどう区別しているのか。

成果発表会より3週間前の2月24日、メディア公開に向けて池田班・牛田班の2班は非公開ですり合わせの合同班会議を行っている。この会議でも、脳障害患者の定義についての疑義が呈されていた。牛田班が「身体表現性障害についてはは教科書にも書いてあることですが、どうやって先生方の言う脳症と区別するのですか？」と質問すると、池田班のある教授は「私たちも身体表現性障害というものがあるのをよく知っている。身体表現性障害と脳障害の区別は簡単だ。うちでは若い医者でもできる」と答えた。牛田班が「やり方があるのならきちんと文書化して共有してもらえるとありがたい」と詰め寄ると、その教授は言葉に詰まり、「先生のところでしかできないわけですね」と釘を刺される場面もあったという。

筆者が、池田修一教授に診断基準を問い合わせると、「私たちが脳障害とした診断根拠等は現在論文にまとめている最中でありますす」との回答だった。論文にまとめているから答えられないと言うのであれば、なぜメディアがいる成果発表会で公表したのか。

厚生労働省や専門家に対する池田教授は、「研究は途中段階であり確たることは言えない」と慎重な物言いをしていると聞く。しかし、メディアに対する池田教授は、統計的有意差のないＨＬＡ型データや、診断基準も答えられないのに「脳障害」だとする患者情報を、あたかも子宮頸がんワクチンとの因果関係があるかのような口ぶりで提供しているふしがある。２年近くが経過した今も、池田氏らが脳障害とした診断根拠を示す論文は見ない。

HANS派「良心」のメディア対応

池田班の発表を詳しく報じたTBS「NEWS23」は、東京・霞が関で成果発表会があった3月16日、当日夜の番組であるにもかかわらず、池田教授のロングインタビューを流している。

翌日の新聞でもっとも詳しく伝えた「毎日新聞」の記事は、科学環境部の斎藤広子記者の筆によるものだった。2015年7月にHLA型について最初に報じたのも斎藤記者である。つまり、同じ記者が、保有率と遺伝子頻度を混同した記事を2度も書いている。もし池田氏が「途中段階で確たることは言えない」と本当に考えているのなら、その間に斎藤記者への情報提供を修正し、自身のプレゼンも誤解を生まないよう改めるだろう。

筆者からの質問に対し池田氏は、「TBS『NEWS23』については以前からこの問題をずっと取材しており、今回も合同班会議の後にその発表内容に関連した取材を鹿児島大学を含めて広く取材したと聞いております。また『毎日新聞』の斎藤記者には16日の発表した後にあの場で質問を受けましたが、事前に情報提供は行っておりません」としたが、日頃からメディアの取材に積極的に応じて「日本人特有のワクチン脳障害」という自説を強調し、独り歩きしている不正確な情報を訂正する姿勢がないことがうかがえる。

日本テレビは、「ワクチンの接種前に検査を行い、この遺伝子がある人は接種しないといった予防法の開発にもつながるという」とまで報じている。これは誤った統計解釈に基づく、極めて危険なメッセージだ。「という」との表現からは、池田班からのコメント提供が推測されるが、もしそうだとしたら重大な問題だ。

今回の分析に協力してくれた京都大学大学院医学研究科附属ゲノム医学センターの松田文彦教授は、「通常、極めて稀な副反応が、頻度の高い遺伝子型のみで説明できるということはありえない。ワクチン接種を受けて何の症状もない大多数の残り何百万人の人たちを説明できませんよね」と語る。

もしも池田氏が保有率と頻度を意図的に混同し、メディアの目をごまかして自説に有利な誤情報を流そうと考えていたのだとしたら悪質と言わざるを得ない。さらに、それが誤った解釈であることが明るみに出た場合でも訂正せず、メディアのせいにできると考えていたのだとしたら、科学者としての資質が問われる。

発表のあった2016年現在で3年目となった子宮頸がんワクチン副反応に関連する研究費は、総額2470万円（年度途中から同研究が追加された2013年度分含む）に上っていた。多くの日本人女性の命と健康に関わる、これだけの税金をかけた厚労省研究班の主任研究者としての自覚も問われる。

関係者の間での池田氏は、科学を受け入れる姿勢を持つ「HANS派の良心」であると考えられ、膠着《こうちゃく》した子宮頸がんワクチン副反応問題を解決する鍵となってくれるとの期待を持たれていた。

2016年3月16日の成果発表会について池田氏は、「有意義な意見交換が行われ、歩み寄りができた」と評したというが、研究者たちの間では、池田氏がこのようなセンシティブな問題に関し、生煮えのデータを誤った解釈に基づいて公表したことへの無責任さを嘆く声が絶えない。

発表から約1か月後の4月18日、厚労省は「このデータからは、HPVワクチンが記憶障害などを起こすということはできず、この遺伝子を持っている方に、HPVワクチンを接種した場合、記憶障害などを起こす可能性が高いという言うこともできません」という見解を発表した。

日本小児科学会元会長の今

２０１６年５月14日、札幌で行われた日本小児科学会学術集会。「日本におけるヒトパピローマウイルスワクチンの現状と課題」というシンポジウムが行われた第７会場は、外まで立ち見の出る人だかりだった。録音撮影はおろか質疑も禁止という異例の厳戒態勢の中、会場を訪れた多くの医師たちが注目したのは、シンポジストのひとり、横田俊平氏だ。

横田氏は日本小児科学会の元会長。学会長を務めていた頃の横田氏は、ヒブワクチンの早期導入を求めるなど、ワクチンに積極的な小児科医だった。しかし、教授職退官間際の２０１４年初め、子宮頸がんワクチンが重篤な副反応を引き起こし、ＨＡＮＳという新しい症候群が生まれていると主張するグループに加わった。

横浜市立大学の発生成育小児医療学講座の教授であった横田氏は、教授職を退官後も同大学で通称「ＨＡＮＳ外来」を担当し、子宮頸がんワクチン後に不調を訴えている少女たちをひとりで診ていたという。しかし、２０１６年３月末、同大学での外来診察を完全に辞め、４月からは診ていた患者も引き連れて霞が関アーバンクリニックに籍を移した。それに合わせ、横浜市立大学の子宮頸がんワクチン外来も、多くの診療科が連携して診察する一般的な体制へと変わった。霞が関アーバンクリニックとはＨＡＮＳの名付け親であり提唱者でもある、かの西岡久寿樹氏（35頁参照）のクリニックである。

横田氏のスライドのタイトルは「ＨＡＮＳ患者との出会い」。学会発表にしてはやや情緒的に過ぎるタイトルにも思えるが、自らが臨床医であることを強調する横田氏らしい。真っ黒な月経血、異常な乳汁分泌、右だけがけいれんする、暗算ができない、漢字が書けない、幻聴・幻視、むずむず足症候群、年齢不相応な母への異常な愛着――。筆者はこれまでにも何度かＨＡＮＳを提唱する医師たちがプラットフォームとする線維筋痛症学会で横田氏のプレゼンテーションを聞いているが、「心の問題でこんなことが起きますか？」「心の問題じゃないです」「私は臨床医ですから」といった言葉を頻繁に差し挟みながら、症状とワクチンとの因果関係を印象づける話し方にはさらに磨きがかかっていた。

５人のシンポジストのうち、いわゆる小児科医は横田氏だけだ。横田氏以外の論者は、痛みを専門とする麻酔科医（東京大学・住谷昌彦氏。以下、所属はすべて当時）、感染症疫学を専門とする日本在住の外国人研究者（北海道大学・シャロン・ハンリー氏）、産婦人科医（東京大学・川名敬氏）、保健行政の専門家（川崎市・岡部信彦氏）。ここは日本小児科学会の学術集会、つまり横田氏だけがホームで、他のシンポジストはアウェイとなるコミュニティでのシンポジウムということになる。

横田氏は、予定された15分の持ち時間を大幅に超過する25分の間、「外国に副反応がないというのはウソです」「これはスモン病（筆者注：1955年頃に始まった薬害。243頁参照）と同じです」と自信のある口調で話し続け、「わが国は子宮頸がん大国になってしまう、これはウソです、大ウソです」「HANSの子は全国で少なくとも1万人はいるはずです」と語気を強めた。しかし、肝心のHANSの診断基準は示さず、長らく争点となってきた「身体表現性障害」を鑑別疾患（区別すべき他の似た疾患）に挙げない発表では、会場に詰めかけた同僚の小児科医たちを納得させることはできなかったようだ。

他のシンポジストの発言は以下のとおりであった。住谷氏は、子宮頸がんワクチン接種後の症状に苦しむ多くの少女たちを実際に診てきた立場から、心の問題を軽視した治療を行うことが、症状を固定化させ、治療を長引かせる可能性について語った。

ハンリー氏は、母国スコットランドでも子宮頸がんワクチンの副反応がたくさん報告されているが「政府は全然気にしていません」と語り、どんなワクチンでも導入直後の数年は副反応報告が増え、その後、減っていくという「ウェーバー効果（Weber Effect）」について触れた。

川名氏は、横田氏が投げかけた「（後で講演する）川名先生は子宮頸がん治療ワクチンを開発している。子宮頸がんワクチンではなくこの素晴らしいワクチンを用いるべき」とい

◆ウェーバー効果（Weber Effect）

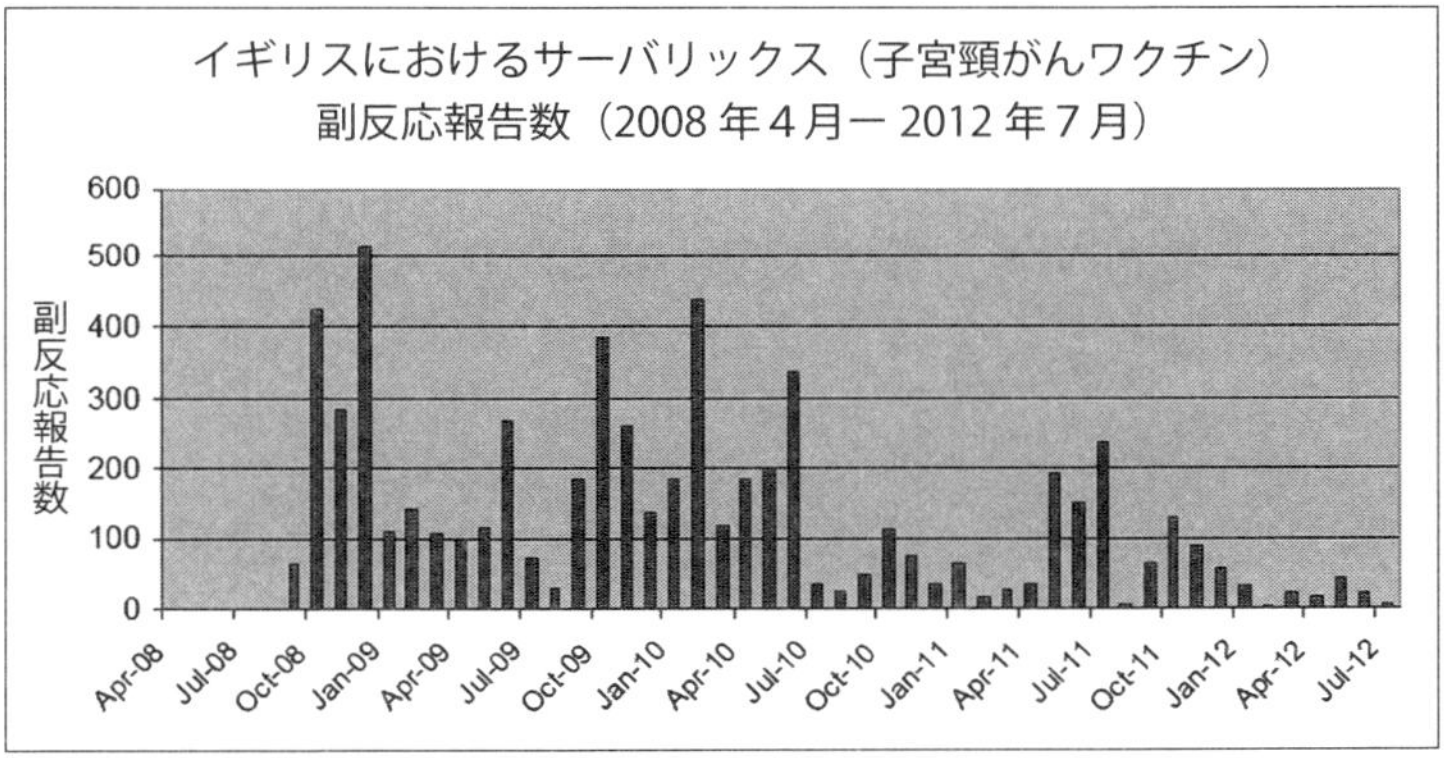

新しいワクチン（薬剤）の導入後、最初の約 2 年間は副反応報告数が多い
（出典：Advances in Inflammation Research. 1984; 6:1-7）

うパスを、「治験の段階に過ぎません」としてスルー。検診では感染は防げないことや、初期で見つけて円錐手術でがんを取り除くことができたとしても多くの問題が残ることを明らかにし、予防ワクチンを用いることの必要性を訴えた。

プレゼンの後に設けられた討議の時間で、不機嫌な表情を浮かべていた横田氏は、「ちょっと不公平かなと思った。でも、僕は証明したつもりで帰る」とコメントしてフロアの笑いを誘った。その後、ハンリー氏が「非科学的な情報が流れた時に専門家の小児科医の先生方がきちんと否定しないと……」と言いかけたところで、「おい、ちょっと失礼なんじゃないか！」と声を荒らげてさえぎり、会場が騒然とする場面もあった。

示された小児科医たちの総意

座長を務めた齋藤昭彦氏（新潟大学大学院医歯学総合研究科小児科学教室）は、シンポジウムの開始時点と終了間際の２回、子宮頸がんワクチンの接種再開を支持するかしないか会場に挙手を求めた。フロアからは「支持する」のほうに無数の手が挙がった。フロアにいた筆者は手に取り囲まれて全体を見ることはできなかったが、壇上にいた座長は、開始時点に比べて「分からない」に挙手する人が減り、９割くらいがワクチン接種再開を支持しているようだとまとめた。

もちろん、これは多数決で決めることではない。しかし、これは一向に仮説の域を出ないＨＡＮＳという概念と、その蔓延《まんえん》に対するアカデミアの確固たる意志を感じ取ることができた瞬間だった。

横田氏は、２０１４年、２０１５年の線維筋痛症学会の際にも、今回と全くと言っていいほど同じ話をしている。この時は、参加者の中心は医師ではなく、メディア関係者や「被害者の会」関係の人だった。フロアは固唾《かたず》を呑んで見守る雰囲気に包まれ、すすり泣く人までいた。しかし、小児科学会で挙がった無数の手は、心も体も成長過程にある子どもたちの複雑な病気と日々向き合い研究にあたっている同僚の小児科医たちは、ワクチンのせいだと訴える症状について全く別の受け取り方をすることを示していた。

シンポジウム終了後、かつてはこの学会の長であった横田氏に声をかける人は2、3人で、「他のシンポジストは患者を診ていない！」と怒りながら立ち去ったそうだ。

もうひとりの座長、岡田賢司氏（福岡歯科大学総合医学講座小児科学分野）は、２０１６年4月19日に出された「子宮頸がん予防ワクチン接種推進に向けた関連学術団体の見解」と題する、日本小児科学会をはじめとする17の学術団体による共同声明（本書１９２頁参照）を紹介してシンポジウムを締めくくった。声明では、国内外の疫学データをもとに、ワクチンの安全性を確認し、専門的見地から子宮頸がんワクチンの積極的な接種を推奨するとしている。

3月には、池田修一氏率いる厚生労働省研究班が子宮頸がんワクチンによる薬害が証明されたかのような発表を行い、子宮頸がんワクチンの被害を訴える人たちが国と製薬会社を相手取って集団提訴を起こす予定であるという記者会見を開いたばかりだった。それらに比べれば17学術団体による声明のニュースは扱いが小さかった。しかし、賢明なる読者は、子宮頸がんワクチン問題をめぐる、相反するふたつの流れに違和感を持ったことだろう。

前会長を学会に呼び出し、フロアの挙手をもって現在の学会参加者の総意を示す――何でもないことのように思われるかもしれないが、徒弟制の根強い医学界でこれを行うのは並大抵の決意ではない。

集団提訴から1年あまりが過ぎ去った今も、政府が接種再開を宣言する気配はない。小児科学会はこの一幕をもって終わりとすることなく、次のアクションをとる必要がある。またアカデミア全般にも、具体的なアクションが求められている。

3——捏造発覚

3・16「NEWS23」の報道

「明らかに脳に障害が起こっている。ワクチンを打った後、こういう脳障害を訴えている患者の共通した客観的所見が提示できている」

2016年3月16日夜に放送されたTBSの「NEWS23」で、池田修一氏は「国の研究班の代表 信州大学池田修一医学部長」のテロップ付きでこう語った。根拠にしたのはマウスを用いたある実験の結果である。

「子宮頸がんワクチンを打ったマウスだけ、脳の海馬・記憶の中枢に異常な抗体が沈着。海馬の機能を障害していそうだ」（「NEWS23」）

池田氏の姿と共にテレビに映されたのは、「HPV（子宮頸がんワクチン）」と示されたマウスの脳切片だけがくっきりと緑色に輝く画像のあるスライドだった。インフルエンザワクチン、B型肝炎ワクチン、子宮頸がんワクチンの3種類のワクチンと生理食塩水を、それぞれマウスに接種する実験を行った結果、子宮頸がんワクチンを打ったマウスの脳にだけ自己抗体が沈着していたという。

「自己抗体」とは、異物を攻撃するはずの免疫が勘違いして自分の組織を攻撃するようになった異常な免疫のことである。「沈着」とは、反応してこびりつくことを意味する。池田発言を簡単に言い換えると、「異常な免疫が脳の記憶の中枢を攻撃してこびりついていた。その結果、記憶力が落ちるなどの脳障害が起きていそうだ」となる。

池田班の発表は3つのポイントからなる。第一に、患者の症状から、ワクチンが脳障害を引き起こしている疑いがあること。次に、その原因は、自分を攻撃する異常な免疫である自己抗体にあり、関連する遺伝子が存在すること。そして、脳障害が、マウスを使った基礎実験でも確認されたということである。

池田氏は当時、国立大学の一教授というだけでなく、副学長かつ医学部長という立場にあった。「症状はあれども証拠はなし」の子宮頸がんワクチン問題もついに副反応メカニズム証明の入り口に立ったのかと、メディアは色めきたった。

だが、まず崩れたのが「遺伝子」だったことは前述のとおりだ。

大学教授が、ショウジョウバエやエンドウマメでお馴染みのメンデル遺伝を知らないはずがない。このミスリードに対する問い合わせが相次いだ厚労省は、2016年4月18日、池田班の発表に問題があったことを認める文書を発表するに至ったことは前述した（本書121頁）。厚労省自らが班長に指名し、国税から研究費を提供している研究の発表内容を公式に否定するのは異例のことだ。池田教授のプレゼンテーションそのままにHLA型に

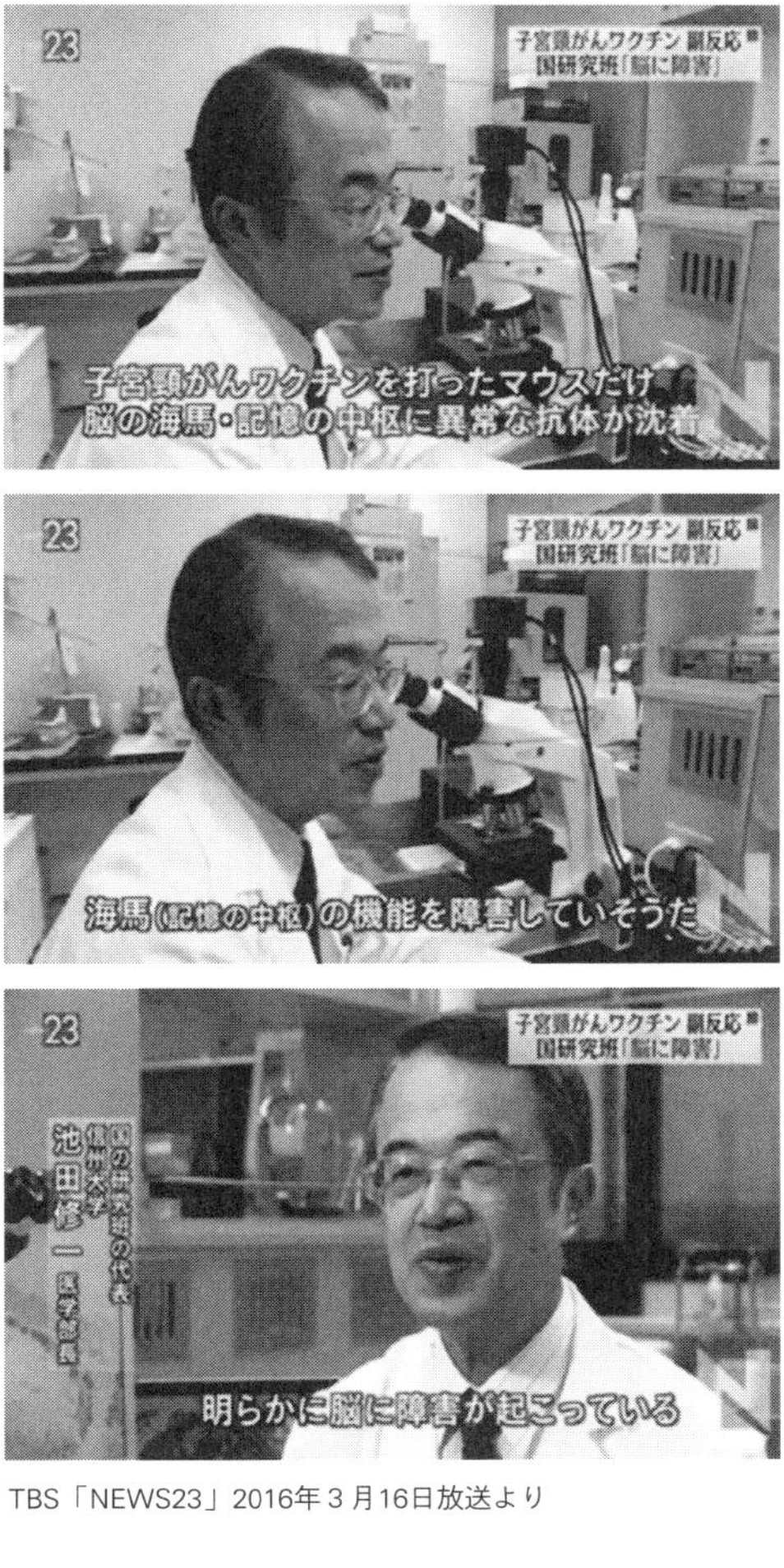

TBS「NEWS23」2016年３月16日放送より

関する記事を書き、ほぼ誤報となっていた「毎日新聞」は、「子宮頸がんワクチンの接種と健康被害の因果関係は明らかになっていない」との一文を含む追加報道を出した。

「痛がってる子に血をくれとは言えないから」

マウス実験についても、専門家の間からは疑義が上がっていた。当初から囁《ささや》かれていた疑義はふたつ。この特殊なマウスを使った理由と、実験デザインが明らかにされていない理由である。

動物実験を用いた研究に詳しい脳科学者、藤田保健衛生大学の宮川剛教授はこう言う。

「池田班の実験で用いられているNF-κBp50《エヌエフカッパビーピー》欠損（ノックアウト）マウスは、何もしないで飼っているだけでも、数ヶ月もすれば加齢により海馬で自然に神経細胞死が生ずることが知られる特殊なマウス。ヒトの自己免疫疾患を研究するために、このマウスを使う妥当性は不明」

「ワクチン接種後の血清（自己抗体）のマウス海馬への沈着」と題した池田班の発表資料には、子宮頸がんワクチンだけが強く緑色に染まった1セットの画像が貼ってあるだけで、実験に用いたマウスの数々やワクチン投与量といった基本情報がない。画像に添えられた自己抗体の検出量を示す棒グラフにも、統計解析につきもののエラーバーがなかった。

また、なぜサーバリックス（子宮頸がんワクチンのひとつ、スライドで「HPV」と表記）、インフルエンザワクチン、B型肝炎ワクチン、生理食塩水という4群を設定したのか、どうしてもうひとつの子宮頸がんワクチン「ガーダシル」のデータは示されなかったのかなど、疑問は尽きなかった。

「安全性を検討する動物実験なら、まずサーバリックスとガーダシルの比較でしょう」。そう語るワクチン研究の世界的な第一人者からもこんな話を聞いた。この研究者は、2年前の小児科学会で池田氏に、「ぜひ、患者の少女たちの血液が欲しい。患者にもマウスと同じNF-κBp50の欠損があれば強いエビデンスになる」と頼んだ。しかし、「あんなに痛がっている子たちに血をくれなんて言えません」と言って断られたという。

サーバリックスとガーダシルは、同じ「子宮頸がんワクチン」という名前でも、抗原を発現させる細胞もアジュバントも異なる別の薬剤だ。にもかかわらず副反応の発生率に差がないことが、子宮頸がんワクチン薬害説を否定する根拠のひとつとなっていた（135頁表参照）。また、NF-κBp50は炎症反応で中心的役割を果たす因子のひとつであり、これを欠損したヒトの症状は非常に重い。人間であれば、ワクチン接種年齢まで成長できるとは考えられない。

「病気の原因を解明し、治療法を見つけるために行っている研究だと言いながら、なぜヒトのサンプルは調べないのか。同じ遺伝子といっても、マウスではNF-KBp50欠損を見ているのに、肝心のヒトのほうではHLA型を見ている理由も分かりません」(同ワクチン研究者)

3月16日の発表直後、筆者は池田氏に「実験で用いたマウスの数、ワクチンの投与量など、スタディのデザインや条件を詳しく教えてください」と問い合わせた。すると、池田氏は「マウスの実験は私ではなく、信州大学の他の研究者が発案して実施しております」と責任の所在を濁し、「詳細は研究のオリジナリティと論文作成のためお話しすることはできません。電子顕微鏡写真等の個別データの解説は控えさせていただきます」と、一切の回答を避けた。

しかし、前月の2月に開かれた合同班会議で池田氏は、「病態解析のためのモデルマウスの作成は産婦人科の塩沢丹里《たんり》教授たちがやっています」と発言し、マウス実験を発案したという他の研究者に関する手がかりを残していた。塩沢丹里教授は、腫瘍《しゅよう》を専門とする産婦人科医には珍しく「検診は勧めるがワクチンは勧めない」ことで知られ、池田班に名を連ねる唯一の産婦人科医でもある。

実際に手を動かしたのは、信州大学産科婦人科学教室の誰なのか。周辺取材を重ね、そ

◆池田氏が発表したマウス実験のスライド

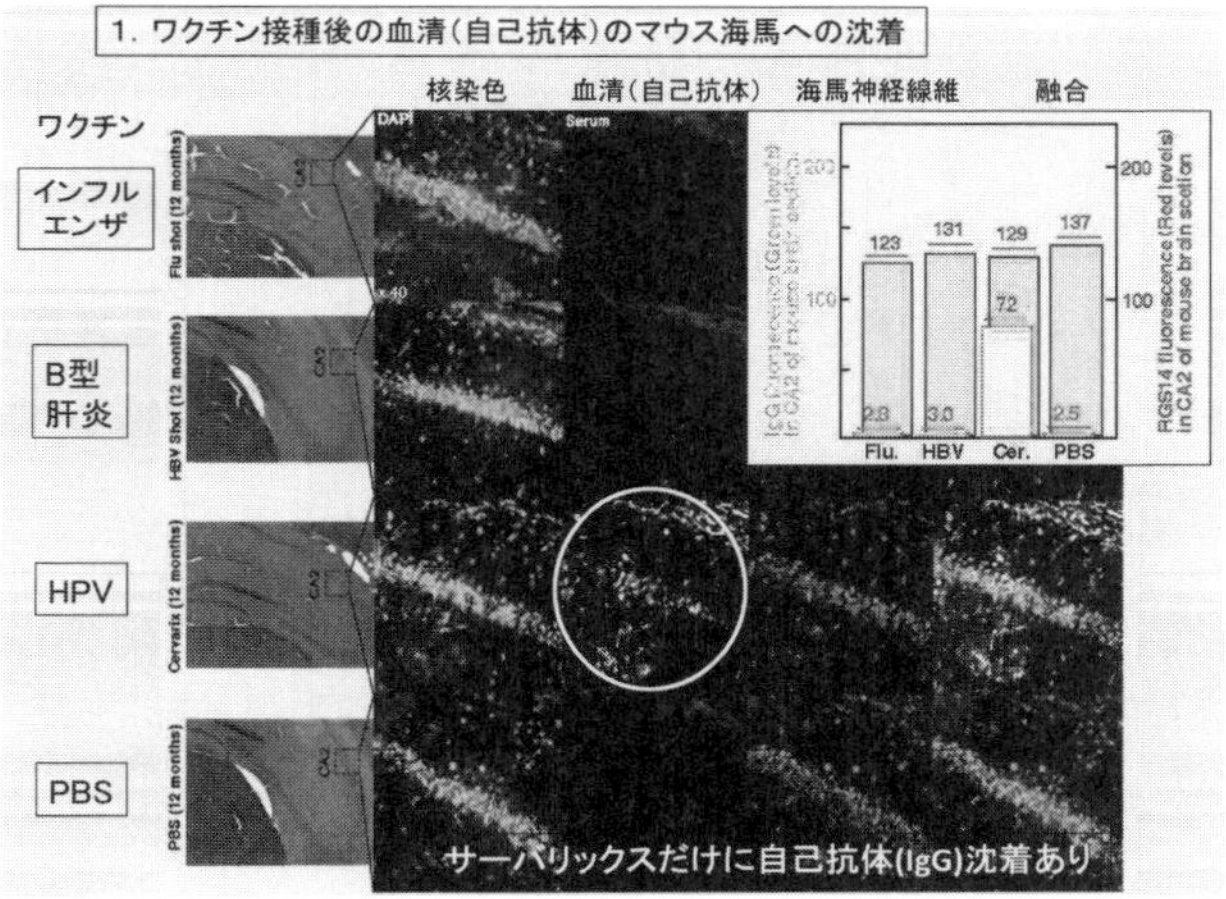

池田修一「子宮頸がんワクチン接種後の神経障害に関する治療法の確立と情報提供についての研究」（厚労省ウェブサイトより）

◆ 2つの子宮頸がんワクチンは全く異なるものなのに副反応発生率に差がない

製造品名	サーバリックス	ガーダシル
メーカー	GSK	MSD
発現させている細胞	昆虫細胞	酵母菌
アジュバント	AS04（アラム＋MPL）	アラム
予防するHPV型	16、18型の2種類	16、18、6、11型の4種類
副反応報告数	10万接種あたり28.9件	10万接種あたり23.9件
医師が重篤と判断した件数	10万接種あたり6.9件	10万接種あたり7.1件
広汎な疼痛または運動障害（うち、3カ月以上持続）	10万接種あたり1.9件（10万接種あたり1.0件）	10万接種あたり2.3件（10万接種あたり1.3件）

2014年7月4日に開催された第10回厚生科学審議会予防接種・ワクチン分科会副反応検討部会資料などをもとに「Wedge」編集部が作成。副反応報告数は販売開始から2014年3月31日までの医療機関報告と企業報告の合計に基づく

れが池田班発表から1ヵ月後の4月に信州大学免疫制御学講座の准教授から新設の国際医療福祉大学の教授職へ転出した、信州大学産科婦人科学教室・A特任教授であることを突き止めた。

他のワクチンでも緑に染まっていた

2016年6月3日、再三再四の申し入れに対してようやく取材に応じたA特任教授は、耳を疑うような発言をした。

「他のワクチンを打ったマウスでも緑に染まりますよ」

実験のデザイン・実施者であるA特任教授によれば、実験はごく初期段階の試験的なもの。通常なら10〜20匹は用意するノックアウトマウスを3〜5匹ずつ用いて、子宮頸がんワクチン（サーバリックス）、インフルエンザワクチン、B型肝炎ワクチン、生理食塩水をそれぞれ接種して観察した。手渡した資料には子宮頸がんワクチン以外のワクチンでも強く緑色に染まった画像が何枚もあった。しかし、池田教授は、子宮頸がんワクチンでよく光っている写真と他のワクチンで光っていない写真が組み合わさったスライドだけを発表したのだという。

では、なぜマウスの脳切片はすべてのワクチンで緑色に光ったのか。

取材のアポ入れの電話で初めて話した時、A特任教授は「僕は自己抗体が脳に沈着したなんて書いていませんよ」と、快活かつ唐突にしゃべり始めた。同じ言葉を繰り返すので気になったが、「事情は会っておうかがいします」と言って電話を切っていた。

人間には血液脳関門（BBB：blood-brain barrier）と呼ばれる、脳の神経細胞を有害な物質から守るための関所のような組織がある。血管は人間の体に様々な物質を運ぶ役目をするが、生命の中枢である脳だけは、血管との間に強固なバリア機構があり、血管が通っているからといってどんな物質でも脳に届くわけではない。脳の障害を疑うという子宮頸がんワクチン副反応問題でも、ワクチン薬剤が本当にBBBを越え、脳に何らかの影響を及ぼしているのかが専門家の間では最大の争点となっていた。実験に使われるモデルマウスでも薬剤は簡単には脳に届かず、モデルマウスの脳で自己抗体を確認するのは難しいことが知られている。

A特任教授によれば、池田氏が発表した写真は、なんと、ワクチンを打ったマウスの脳のものではないという。実験では、まずNF-κBp50欠損マウスという、加齢により生後2、3カ月にもなれば自然と自己抗体のできる別の特殊マウスに、インフルエンザ、B型肝炎、子宮頸がんの各ワクチンを接種。接種から2、4、12カ月後にワクチンを打ったマウスからこの自己抗体がたっぷり含まれている可能性の高い血清（血液の液体成分）を採取し、これをワクチンを「打っていない」正常マウスの脳切片にふりかけて撮った画像なのだという。もちろん、これではワクチン薬剤がBBBを越えて、自己抗体が脳に沈着したということの証拠にはならない。

実験者は、ワクチン薬剤がそう易々とBBBを越えないことは十分承知していたのだろう。また厳しい治験を通過したワクチンを正常なマウスに打ったところで、よほどのことでもない限りは自己抗体ができないことも。

筆者は、なぜワクチンを打ったマウスの脳を直接見ないのかをA特任教授に尋ねた。すると「2カ月とか4カ月でマウスを殺しちゃうと、その先が見られなくなるでしょ。人間でも採血して同じように自己免疫の検査をやりますよね」という答えが返ってきた。しかし、相手は人間ではなくマウスである。生きた人間を解剖して確認できないようなことを確認するために行うのが動物実験だ。

では、2カ月や4カ月はともかく12カ月経ったところで、ワクチンを打ったマウスの脳は見ていないのだろうか。今度は「12カ月の時点で子宮頸がんワクチンを含む、どのワクチンを打ったマウスの脳にも異常が見つからなかったから血清をふりかける実験をやったのではないですか?」と尋ねた。すると、A特任教授は「もちろん異常はありましたよ。加齢だけで神経細胞死が起きるマウスなので、どのマウスにも異常が起きていました」と話をそらしたが、ワクチンを打ったマウスの脳も確認していたことは分かった。

さらに筆者は、池田氏にきちんと説明していたのかも尋ねた。すると、「NF-κBp50欠損マウスは、何もしなくても自己抗体ができやすいマウス。池田先生にも『他のワクチンも同じように緑になっているのはなぜ?』と聞かれて、『いや、そもそもみんな自己抗体を持っているんだからどのワクチンを打ったマウスでも光っていいんですよ』と答えましたよ」と語った。

マウス1匹の結果だった

続いて、以前から研究者たちの間で上がっていた質問をした。

「グラフは何匹のマウスについての解析データなのでしょうか」

すると、A特任教授は、平然と「1匹ですよ。この写真のマウスのものです」と答える。同席してくれた研究者も呆れて「つまり……写真もグラフもチャンピオンデータってことですか？　N（サンプル数）＝1の」とこぼすと、A特任教授は「そうそうそう」と相槌《あいづち》を打った。

チャンピオンデータとは、仮説にとって都合の良いデータのこと。いわば、1000人に1人しか成功しないダイエット法で減量に成功した個人のデータや写真のようなものである。つまり、チャンピオンデータは、科学ではなく宣伝だ。そこには再現性も統計的意味もない。一方で科学に求められるのは、結果を代表する意味を持つデータだ。科学では「ネズミ1匹」の解析データが示されることはないし、やってはならない。

「データが意図せざる文脈で出されたことに対して抗議しなかったんですか？」と尋ねると、「それはありませんね。自分は池田先生の研究を手伝っているだけ。僕の名前は報告書にも研究費申請にも入ってないですよ」と即答。

「発表の2日後かな、池田先生から電話があって、『ちょっと申し訳ないことになったんだけども、メディアの目に触れてしまって、先生に問い合わせが行くようなことがあるかもしれない』と謝られました」と語った。

ちなみに「NEWS23」で、池田氏は長野県の信州大学の研究室らしき場所で白衣を着て話をしている。東京での発表会の約5時間後に放送されたこととあわせて考えると、メディアの目に触れたのではなく、自ら事前の撮影に協力していたと考えるのが自然だ。「NEWS23」の映像でも、池田氏が登場する場面で発表2日前の日付である「14日」というキャプションが画面左上に確認される。

池田氏の言葉を聞いた視聴者は、誰もが「子宮頸がんワクチンを接種したマウスの脳だけに異常が起きていた」「これが少女たちに起きた脳障害の証拠だ」と理解したはずだ。しかし、この実験では、子宮頸がんワクチンを打ったマウスの脳に障害が起こっていることにはならない。ましてや、少女たちの症状と結びつけて考える根拠はひとつもない。A特任教授とのやり取りは次のとおりだ。

筆者「TBSの『NEWS23』で池田先生が何て言ったかというのを読み上げると、明らかに脳に障害が起きていて……」

A「起こらない!」

筆者「こういう脳障害が起きている患者の共通した客観的な所見が提示されている」

A「ない!ですね。全然」

筆者「今後、仮にこの実験が完成したとしても、子宮頸がんワクチンを打った少女の脳に障害が起きている話と結びつけるには飛躍がありますよね」

A「飛躍はあるし、リンケージ（関連）はないですよ、何もないですよ！」

筆者「子宮頸がんワクチンによってできた自己抗体が、ワクチンを打ったマウスの脳に沈着したということにもならないですよね？」

A「その証拠は取れていません」

このように、この実験のデザインからは、子宮頸がんワクチンでできた自己抗体がワクチンを打ったマウスの脳に沈着したという結果を導けないことについては、A特任教授も認めた。

池田修一教授、学部長・学長への執念

私は意を決し学長選に立候補し、選考委員による投票の結果、2票足りず敗れた訳です

――。

２０１５年、池田教授が「信州大学第三内科同窓会報」に寄せた「学長選を戦って、そして副学長に就任して」の一文だ。１９９８年に教授就任、２０１１年には学部長選に挑戦するも落選し、地元、長野県飯田市に戻って開業するとの噂もあった。しかし、20年来の秘書である倉科美鈴氏の勧めで応募していた厚生労働科学研究「難治性神経因性疼痛の基礎疾患の解明と診断・治療精度を向上させるための研究」の採択が決定すると、池田教授は息を吹き返した。

２０１２年、長野県の小川村に多い家族性アミロイドポリニューロパチーという難病の診断や治療を前進させ、病気への偏見解消に尽力した実績で信濃毎日新聞社から信毎賞を受賞すると、２０１４年には学部長選に再出馬、念願の当選を果たした。池田教授が子宮頸がんワクチンによる自己免疫の話を始めたのもこの頃である。池田教授の上昇志向は、医学部長就任からわずか1年あまりの２０１５年、学長選出馬という形で結晶する。結果は落選だったが、10月からは「特命戦略（地域医療・地域貢献）」を冠した肩書きで、副学長に就任している。

池田教授はメディア出演が好きで、医局員への口癖は「アピールが足らん」だと聞く。「自分はマスコミにもアピールして金を取ってきている」「アピールが足らん、だから金が取れない」「何が何でもアピールしろ」。確かに、２０１５年6月26日に公開された厚労省の行政効果報告にも、「その他のインパクト」として「TBSテレビ、NEWS23にて子宮頸がんワクチン接種後の副反応に関し2回取り上げられた」とある。科学者が科学誌への掲載ではなく、メディアへの登場を実績として挙げるのはユニークだ。

マウス実験について質問したある研究者から、A特任教授もこんな言葉をこぼしていたと聞いた。

「池田先生はもっと上を狙っている人なんですよね、こういうのを活用して」

池田教授がいいデータを出せと指示したのか、A特任教授が自らチャンピオンデータを出したのか——。A特任教授によれば、実験について池田教授に説明したのは２０１５年12月28日のプログレスミーティング（進捗報告会）の1時間ほど、一度きりだ。

A特任教授とは、池田教授への説明に使ったというA特任教授の立場を証明することになるオリジナルのスライドを見せてもらう約束で別れた。しかし、「今日中に送ります」と言ったスライドは翌日になっても届かず、リマインドのメールを送っても返事がない。非通知でかけた電話にやっと出たが「確認して送るところです」と言ったきり、連絡がつかなくなった。最終的には、「Wedge」編集部からの電話を「出す必要ない」とだけ言って一方的に切ったという。

ここでA特任教授が明かした実験のポイントを改めてまとめてみる。

1　発表されたのは、ワクチンを打っていない別のマウスの脳に、ワクチンを打ったマウスから採った血清（血液の液体成分）をふりかけて観察したもの。すなわち、「ワクチンを打っていないマウスの脳」の写真だった。

2　血清を採ったのは、ワクチンを打っていてもいなくても、数カ月もすれば加齢によって自己抗体のできる特殊なマウスだった。

3　つまり、緑に光っていたのは脳に反応して「沈着」した自己抗体ではなく、ふりかけた血清の中にあった自己抗体だった。

4　どのワクチンを打ったマウスの血清にも、生理食塩水を打ったマウスにすら、自己抗体が含まれていてもおかしくはなく、実際、子宮頸がんワクチン以外を打ったマウスから採った血清をふりかけた脳でも緑に光った写真があった。

5　発表された「子宮頸がんワクチンだけ」が緑に光ったというスライドは、各ワクチンについてマウス各1匹（N＝1）にたまたま起きた結果に過ぎない。

6　よって、この実験の結果がどうであれ、子宮頸がんワクチン接種後に脳神経障害が生じているとする少女たちの症状と結びつけて考えることは一切できない。

池田班は、なぜこのような不適切なデザインの実験を実施し、発表したのか。A特任教授は、N＝1であることも、脳切片と血清の出所が別のマウスであることも、他のワクチンでも緑色に染まることも、問わなければ答えなかった。なぜ「飛躍があり、リンケージもない」とA特任教授自らが認める実験が、計画され、実施されたのか。そして、何百万人という人が視聴する主要ニュース番組を通じて、池田教授があのような断定的な発表を行ったのか――。

不自然な実験内容、池田教授のテレビでの表現、すぐ出せるはずのオリジナルスライドを一切出さなかったことなどを総合すると、これは子宮頸がんワクチンを打ったマウスの脳に障害が起きているかどうかを見るための実験ではなく、子宮頸がんワクチンを打ったマウスの脳に障害が起きていると言えそうな写真を撮るためだったと考えれば合点が行く。

A特任教授がマウス実験をデザインの段階から相談し、月に1度は進捗を報告していたという塩沢丹里教授は、すべての真実を知っているに違いなかった。そう考え、「Wedge」編集部がイエスかノーかで答えられる質問をメールしたが、「一種の脅迫だ」と返し、取り合わなかったようだ。

あるクローズドの発表会で、A特任教授が池田発表とよく似たスライドを見せながらプレゼンするのを見たという研究者からはこんな言葉を聞いた。

「うまくやれるもんだなぁ、どうやったらあんなにうまく自己抗体を脳に浸透させられるんだろうと不思議に思いました。N＝1とも、脳切片と血清の出所が別とも、他のワクチンでも染色されるとも言っていませんでした」

このクローズドの発表会があったのは、池田発表から約1カ月後の4月中旬のことだという。

辞任でうやむや？　当事者たちに反省なし

ウェブ「WEDGE Infinity」で筆者の記事「子宮頸がんワクチン薬害研究班に捏造行為が発覚」が公開された翌日の2016年6月18日、池田教授の地元飯田市では、信州大学第三内科の同窓会が行われた。冒頭の挨拶で池田教授は、なぜか「お叱りを受けた」という言葉を繰り返しながら、自らの去就について述べた。

その内容は、HLA型についての記事は公開されていたが、マウス実験のウェブ記事が公開されるより2週間以上前の5月下旬、「同窓会員の皆さまへ」というタイトルで医局員宛てに送られたメールとほぼ同じで、近く第三内科の主任教授と医学部長を同時辞任するつもりであるというものだった。

池田教授は2度の挑戦で医学部長となり、学長選に立候補して敗れ、副学長となっている。メールが送られてきた5月下旬、あれほどまでに執着して就任した医学部長を任期前に辞めると言い出した池田教授にいったい何があったのかと、医局内は騒然としていたという。

子宮頸がんで失われる日本人女性の命は年間約3000人。池田氏は教授で医学部長かつ副学長であっただけでなく、公衆衛生行政の要である定期接種ワクチンの副反応研究を行う厚生労働省指定の研究班長である。国税を預かり命に責任を持つ仕事をする医師のひとりとして、HLA型は「知らなかった」「勘違いだった」、マウス実験は「予備的段階だった」では済まされない。「論文に出したわけではない」「メディアが報じただけ」という弁明も通用しない。

2016年3月16日の成果発表会より前に、論文をはるかに上回る社会的インパクトのあるTBSの取材をわざわざ受けたのは池田教授自身だ。池田教授の言動は、アカデミアには不正に迅速に対応する制度がないことや、科学が専門外の人に分かりにくいことを利用した、科学者として許しがたいものだ。

雑誌からウェブへの転載にあたり、A特任教授に追加の質問と、抗議や加筆すべき点を尋ねるメールを送った。A特任教授からの返信は以下のとおりだ。

村中先生

御世話になっております。

私といたしましては、先日御会いした際、御話《ママ》しをした内容が真実で、だいたい全てです。信州大学医学部産婦人科講座といたしまして、「子宮頸がんワクチンの接種」には賛成です。ただ、ごく一部で、同ワクチン接種後に、副作《ママ》用が認められます。これが、何かしらの遺伝的素因が原因かもしれません。

ですので、自己免疫疾患の素因を有するマウスを用いて検討を行っておりますが、まだ、パイロット実験の状態で、有意差を認められるような結果は得られていません。将来、何かしらの情報が得られれば、医療機関で同ワクチン接種の際、付加コメントが出来れば良いかと思っています。宜しく御願い致します。

「Wedge」編集部は7月号発売直前の6月17日、厚労省担当課に記事の内容を説明しに行った際、池田教授から厚労省へ電話が入り、「ウェッジは人権侵害である」と言ったと耳にした。

編集部は、「このような方が副学長、医学部長の任にあることは大きな問題であると考えます。大学として何らかの措置をとられるべきではないかと存じます」との手紙を添えて、信州大学の学長宛てに「Wedge」7月号を6月17日午前着の宅配便で送付していた。

記事で問われた実験内容については一切コメントせず、人権侵害だという怒りの電話をなぜか厚労省にかける池田修一教授。何が人権侵害なのかは不明だが、万が一そうだとしても、言うべき相手は編集部だろう。

編集部は、池田教授にも同日着で「Wedge」7月号を届けている。「先日は当方の取材に対して誠実なご回答がいただけませんでしたが、どういうお考えでこのようなことをなさったのか、ぜひ改めてきちんとお答えいただけないでしょうか」という手紙を添えて。

池田教授からのリアクションはなかった。

科学の議論を法廷へ

筆者の記事と取材に同席した研究者からの通報を受けた信州大学は、約1カ月間の予備調査委員会を設け、本調査の必要性の議論を始めた。

そして、2016年8月3日、信州大学が本調査委員会を立ち上げるとの発表を行った数時間後、一通のFAXが厚労省記者クラブに届いた。先の「Wedge」の記事が名誉毀《めいよき》損《そん》にあたり提訴する予定であるという、池田氏の代理人である弁護士からの通知だった。池田氏の弁護団の中心である清水勉弁護士は、B型肝炎訴訟、エイズ訴訟など日本の薬害史上に残る裁判で大きな役割を果たしてきた人物である。

訴状の中核はこんな主張だった。主任研究者の池田氏は、A特任教授からスライドを直接手渡されていないし、池田班の分担研究者のひとり、信州大学産科婦人科学講座の塩沢丹里教授が作成したスライドの1枚を引用して発表しただけである。マウス実験を行ったのはあくまで塩沢教授で、それに関与も指示もしていないため「捏造」とは名誉毀損だというものだ。

8月17日、今度は提訴の記者会見が、この問題をあまり知る記者のいない司法記者クラブで行われた。会見で清水弁護士は、「子宮頸がんワクチンの問題もほとんど知らない」と言った。出口かおり弁護士は、「子宮頸がんワクチンに関する話は専門が違い理解できない。実験内容の正確性等を問題にしているのではなく、捏造という書きぶりが名誉毀損にあたるのではないのかという点で検討している」と述べた。

筆者は、ワクチンを打っていないマウスの脳切片に自己抗体のできやすい別のマウスの血清をふりかけて撮った、子宮頸がんワクチンだけが緑色に染まったという画像1枚を含む結果をもって、「子宮頸がんワクチンを打ったマウスだけ異常な自己抗体が沈着」「明らかに脳に障害」などと発表したことを「捏造」だと書いたのだが、池田氏は、スライドを作ったのは塩沢教授だから関係ないと言って提訴してきたのだった。

前述したように、執筆にあたって池田氏に筆者は、実験で用いたマウスの数、ワクチンの投与量などスタディのデザインや条件の詳細を問い合わせていた。しかし、池田氏は、「研究のオリジナリティと論文作成中のため答えられない」などと拒否した。A特任教授の取材に同席し、信州大学に不正を通報した研究者も、池田氏に対して再三にわたり、実験ノート、実験データ、スライド画像などの生データの開示と発表の訂正を求めていたが、池田氏から対応が取られることはなかった。研究や発表の内容にやましいところがないのであれば、本論と関係ないことに絡んで提訴するのではなく、生データを公開し学会などで反論すればいい。

A特任教授は、2015年12月28日、産科婦人科学教室内で行われたというプログレスミーティング（進捗報告会）で、池田氏には実験の概要と他のワクチンでも緑に染まる理由を説明したという。そして、取材のアポを取るためにかけた最初の短い電話でも「沈着とは僕は書いてない」と何度も言うほど、池田氏の発表に困惑していた。

A特任教授は、取材に同席した研究者からの研究者からの「〞サーバリックスだけに自己抗体（IgG）沈着あり〟との記載がありますが、これは池田先生がご自身でつけられたキャプションでしょうか？」という質問に対しても、「サーバリックスを接種したマウスの脳において、IgGの沈着が認められる、そのようなエビデンスは得られていませんので、池田先生が付けられたタイトルです」とメールで答えている。

主任研究者（班長）の池田氏は、自己抗体の沈着と言えるようなエビデンスはないのに、「沈着」を自ら強調し、「明らかに脳に障害が起こっている」「客観的所見」と断定的な発表をした。裁判が始まってから出てきた、プログレスミーティングの資料だとするスライドと照合して明らかになったことだが、発表スライドでHPV（子宮頸がんワクチン）と示された緑に光る脳切片を白丸で強調した形跡もある（本書135頁上図参照）。それでも自分の行動は「捏造」ではなく、分担研究者の研究だから責任はないと言い続けるのだろうか。

この「客観的所見」という耳慣れない言葉には前段がある。2016年2月、筆者の電話取材に対して池田氏はとても興味深い発言をしている。

「ワクチンが関連していそうだというのは仮説。客観的な所見が何も示せないならワクチンと関係があると説明すべきではない」

「客観的所見」とは事故や労災など法的な認定の時によく用いられる言葉である。そうした言葉を用いつつ、3月16日とは真逆とも言える慎重な発言をしているのだ。

2015年年末にA特任教授から実験に関する説明を受けた池田氏は、直後の年明け1月に行われた班会議でもほぼ同様の発言をしている。3月16日に至る1カ月半の間に池田氏に何があったのか。池田班の発表から2週間後の3月30日、子宮頸がんワクチンの被害を訴える団体は、国と製薬会社2社を相手に同年6月以降に集団提訴を予定しているとする記者会見を行った。

信州大、本調査の結果

信州大学の本調査委員会のメンバーが決定したという通知がA特任教授の取材に同行した通報者に届いたのは、2016年9月5日のことだった。メンバーを見たが誰も知らないので相談に乗ってほしいと、筆者に連絡があった。通知には、大島伸一氏（国立長寿医療研究センター名誉総長）、錫村明生《すずむらあきお》氏（偕行会城西病院神経疾患センター長）、堀田知光氏（国立がん研究センター名誉総長）、前田雅英氏（日本大学大学院法務研究科教授）、宮武伸一氏（大阪医科大学附属病院がんセンター特務教授）の名前があった。

この研究を評価するには、マウス実験、神経免疫学、神経病理学に詳しい現役の研究者の参加が不可欠である。しかし、メンバーの多くは現役を引退した名誉職の研究者だ。唯一、神経免疫学分野で著名な錫村明生氏が含まれていたが、信州大学の「研究活動における不正行為の防止等に関する規程」に照らし合わせれば、池田氏と数年前まで同じ研究班に所属しており、直接の利害関係にあった。通報者は人選に異議を唱えたが、信州大学からは間もなく、理由も記さずに却下の旨だけが通知された。

本調査の期間は「概ね150日以内」とガイドラインにある。通常、科学不正に対する調査委員会は数カ月から半年程度は開催されるが、異議却下から約40日しか過ぎていない11月3日、「信濃毎日新聞」は突如「信州大は2日、池田修一信大医学部教授に、不正の有無についての調査結果を伝えた。関係者によると、不正は無かったとする内容という」と報じた。

興味深いのは、「被害者の会」の事務局長で日野市議会議員の池田利恵氏が、記事が出る前日の11月2日に、「確か今日。信州大学が行った池田先生に関する調査結果の発表の日ではなかったかしら？　何も変化がないようだけれど、どうしたのかしらね。ちょっと心配ね。それともダントツ余裕かしらね（笑）」と池田修一氏に関する重要情報を公になる前に知る立場にあることをツイッターで吐露していることだ。

「Wedge」7月号の記事が出た直後の6月22日、信州大学医学部教授会で池田氏が記事について釈明を行った。すると、外部に対しても同じ説明をしたらどうかという提案や批判が出た。被害を訴える人たちの団体の関係者らは、この教授会でのやり取りをどこから か知り、別の大学でマウス実験を批判した研究者と近しい関係にあると考えられた、ある医学部教授を猛攻撃した。以来、医学部内では本件について表立って議論する人はいなくなったという。

本調査の結果は、いい意味で予想を裏切るものだった。2016年11月15日の午後、信州大学は本調査の結果発表記者会見を行い、信州大学と厚労省の科学不正防止規定に照らし合わせた場合の不正行為（ねつ造、改ざん、盗用、不適切なオーサーシップ、二重投稿）は認められないとしながらも、ワクチンを接種していないマウスの脳切片を示して「沈着した」と言ったことや、各ワクチン1匹ずつのマウスしか用いていなかったことなど、記事で指摘したことは事実としてほぼすべて認定した。

大学としては処分は行わないが、実験が予備的なものであることを知りながら断定的な発表を行い、世間に大いなる誤解を与えた事実に関する責任は重いとして池田氏に猛省を促し、再現実験と発表の修正を求めた。表向きはシロと言いながら、事実上は真っ黒という内容だった。

驚いたのは、追試が行われていたこと、コンピューターに保存されていたスライド作成以前の撮影画像を確認していたことの2点だった。

追試は、調査委が回収した子宮頸がんワクチン接種マウスからの3本と生理食塩水接種マウスからの3本、計6本の血清を用いて行われていた。6本の血清を正常マウスの脳切片にかけてみたところ、いずれの検体においても組織に対して無反応、すなわち「沈着」は見られなかったという。調査委員会は回収検体の保存状態の影響も否定できないとして一定の留保を行っているが、現時点でこの実験の「再現性はゼロ」ということだ。他のワクチンに関する追試は行われなかったのか、行われていたのであればなぜ結果が発表されなかったのかは不明だ。

コンピューターを確認したところ、発表された結果と矛盾する画像はなかったことも明らかになった。これは「他のワクチンでも緑に染まった画像はあった」というA特任教授の発言と矛盾する。

注目すべきは、A特任教授が「実験終了後に」信州大学に提出したという件《くだん》の「動物実験計画承認申請書（実験計画書）」の内容との齟齬《そご》だ。動物愛護団体「PEACE」がウェブサイト上で行った指摘によれば、A特任教授はこのマウス実験に関する遺伝子組み換え実験（遺伝子拡散防止のため申請義務がある）、および、動物実験の申請を行っていなかった。A特任教授は同実験に関する申請を2年遅れの7月22日付にバックデート（後づけ）で行い、大学は同じ日にこの申請を審査・受理。「予定通り実施した」にチェックの入った実験終了報告書も、同日付で提出・受理されている。信州大学は8月10日付で、この件に関する謝罪文を発表した。PEACEはこの実験の実施計画が記載された実験計画書を含め、情報公開請求して入手したという複数の文書をウェブ上で公開しているが、信州大学とPEACE双方に確認を取ったところ、すべて信州大学発行ということで間違いないという。

A特任教授への取材、信州大本調査委の結果、実験計画書の3つを照らし合わせると興味深いことが分かる。

第一に、本調査の「実験結果と矛盾する画像が存在しないことも確認した」という結果とA特任教授の「他のワクチンでも緑に染まったものがあった」との発言を両立させるには、本調査に際しA特任教授がスライドと矛盾する画像を削除した可能性が高いこと。

第二に、計画書では「安楽死させ、解剖し、臓器を摘出する」とされているが、本調査はこのプロセスに関する評価がないことだ。A特任教授は取材でも、「ワクチンを接種したマウスの組織も免疫染色した」と語っていた。結果の記録があったのか、その記録を調査委が検討したのかも明らかでないが、恐らく、ワクチンを打ったマウスの脳も調べたが自己抗体の沈着が確認できなかったために、別のマウスの脳に血清をふりかけて観察する実験も行った可能性が高い。

A特任教授には、十分な回答期限を定め、この理解に間違いがあれば指摘してほしいとのFAXも届けたが、返事はなかった。A特任教授は信州大学医学部に特任教授としての籍を残したまま新設の国際医療福祉大学成田保健医療学部で教授となっていたが、遺伝子拡散防止の目的で届け出が必要とされている遺伝子改変マウスを勝手に持ち込んで実験を行うなど問題視されていたといい、半年後の9月末をもって同大学を雇止めとなった。

キレた厚労省と池田氏の転職先

A特任教授は取材の時、「報告書にも科研費の申請書にも名前はない」と言った。自身の発表で迷惑をかけたと池田氏から謝られたとも言っていた。A特任教授は池田氏からの指示あるいは期待に応えようとしたのだろうか。あのような不自然な実験が行われた理由を知りたかった。

筆者は記事が出た後も、池田氏から訴訟を受けた後も、もう一度会って話を聞きたいと

A特任教授にメールや電話、手紙、人を通じて何度も連絡したが、回答はなかった。

そして、2016年11月末、信州大学近くの静かな住宅街にある一軒家を訪ねた。「お話しすることは何もありません」と言って、インターホンは切れた。5カ月ぶりに聞いたA特任教授の声だった。携帯から電話をかけると、「大学に聞いたらいいんじゃないですかね」と声を荒らげて切れた。

計画書でも本調査でも触れられていないが、A特任教授は取材で、池田氏が早く見たい、結果が欲しいと言ったので、雑種の特殊マウスを用いたことを認めている。雑種のマウスは早く増えるが、遺伝学的なばらつきがあるため科学的な事実を導き出すには適さない。逆に言えば、多様な結果のバリエーションを得やすいということでもある。

また、A特任教授から手渡された、発表スライドのオリジナルだという資料に記載された数値から計算すると、マウスへのワクチン投与量はヒト換算の100倍となる。これはただでさえ自己抗体のできやすいマウスに高負荷の免疫を与え、より確実に「自己抗体」を生じさせることにつながる。

このふたつから言えることは、A特任教授が「自己抗体が沈着した」と言えるような結果を出すことに対し、自らも協力した可能性があることだ。

STAP問題の時もそうだったが、科学不正は必ずしもひとりの黒幕の存在だけで起きるわけではない。暗黙のプレッシャーやそれに応えたいという行動が重なり合い、生まれる。班会議はそれまで非公開で行われていたため、A特任教授は報道を見るまで自分が行った実験の結果がメディアに公開されたことを知らなかったという。A特任教授や塩沢教授にも問題がないわけではないが、主任研究者（班長）であり、厚労省とテレビで断定的な発表を実際に行った池田教授の責任がもっとも重いのは言うまでもない。

信州大本調査委の発表から10日を待たない2016年11月24日、今度は厚労省が池田氏に対する、異例中の異例とも言うべき厳しい見解を発表した。信州大の本調査結果をなぞった後、見解はこう結ばれていた。

厚生労働省としては、厚生労働科学研究費補助金という国の研究費を用いて科学的観点から安全・安心な国民生活を実現するために、池田班へ研究費を補助しましたが、池田氏の不適切な発表により、国民に対して誤解を招く事態となったことについての池田氏の社会的責任は大きく、大変遺憾に思っております。

また、厚生労働省は、この度の池田班の研究結果では、HPVワクチン接種後に生じた症状がHPVワクチンによって生じたかどうかについては何も証明されていない、と考えております。

池田班の発表について厚労省が見解を出したのは、これで2度目だ。前回はＨＬＡ型という遺伝子データに関するものだった（本書１２１頁、１３１頁）。池田氏は子宮頸がんワクチンによる脳障害を訴えている患者の約８割が免疫に関わる同じ遺伝子型を持っており、その頻度が日本人平均2倍以上だと発表したが、発表から約１か月後の４月、厚労省が、特定の遺伝子型を持つ人がワクチンを接種すると記憶障害などを起こすと言うことはできないという旨の見解を発表したことは前述のとおりだ。

マウス実験に関する厚労省見解が出た翌11月25日付の「信濃毎日新聞」での池田氏のコメントは、「ねつ造が無かった事実を厚労省はきちんと公表してほしい」というものだった。本調査の結果発表の翌日11月16日付の「読売新聞」に掲載されたコメントも「捏造も不正もなかったことを実証していただき、たいへん安堵した」というもので、今日に至るまで池田氏から反省や謝罪の言葉はない。

それどころか池田氏は２０１６年12月15日をもって第三内科の教授職を辞任して医学部附属病院に移り、ＪＡ長野厚生連より自身の給料にあたる寄付を受け、病院内の難病診療センターで子宮頸がんワクチン接種後の患者の診療を担当する特任教授となった。辞任直前の12月初め、医学部に確認すると、「どこから仕入れた情報ですか。何も聞いていないのでお答えできません」と答えた。厚生連と池田氏からも、事実確認のFAXを送ったが、返答はなかった。周囲の医師たちは、「とうとう池田氏もHANS外来を持ったか」と嘆《たん》息《そく》している。

池田氏は当初、薬害を訴える患者に科学的根拠なく同調してHANSを唱える医師とは一線を画し、子宮頸がんワクチンの副反応を真摯に追う研究者であると考えられ、かつては筆者にも「HANSは日本医師会も認めていませんから」と言っていたにもかかわらず。

子宮頸がんワクチン問題は、池田氏引退後の再就職先といった形だけでなく、「研究費」という金銭的な利益とも結びついている。池田氏が責任者を務める神経難病学講座は、子宮頸がんワクチンの副反応とされる症状にも用いられる医薬品を製造販売するキッセイ薬品工業株式会社から、2010年4月1日から2015年3月31日までに1億6000万円もの寄付を受けている。同講座は2016年4月1日に更新され、5年間で新たに1億5000万円の寄付を受けることが決まった。すなわち、キッセイから池田氏の講座への供与額は合計3億1000万円の巨額に上り、信州大学医学部内の寄付講座における最高額となっている。池田氏自らも「神経治療学」掲載の「子宮頸がんワクチン関連の神経症候とその病態」という論文の末尾で、キッセイと利益相反関係にあることを認めている。

最低評価で科研費減額の池田班

調査委には「捏造も不正もなかったことを実証していただき、たいへん安堵した」、厚労省には「ねつ造が無かった事実を厚労省はきちんと公表してほしい」とコメントし、求められた発表の訂正も行わず、再現実験の結果も示さない池田氏は、その後どうしたのか。

２０１７年1月18日、厚労省は池田班の評価委員会を開催した。通常、厚労省班研究の評価は書面審査で行われる。しかし、池田班の研究発表については「池田班が国民の皆様の誤解を招くことなく適正に研究を遂行し、適切に研究成果の公表がなされるかどうか、について精査する必要がある」(厚労省ウェブサイト、「平成29年度「子宮頸がんワクチン接種後に生じた症状に関する治療法の確立と情報提供についての研究」について」より）と判断し、池田氏のヒアリングによる評価を実施。その結果、厚労省評価委は「40点中24点」と新興・再興感染症及び予防接種政策推進研究事業の研究の中で最低の評価を下し、平成29年度の補助金交付額を前年度の４５０万円から３６４・５万円への減額を決定した。

２０１６年12月、筆者の担当編集者が厚労省を取材したところによると、評価委の結果は池田氏本人に伝えるだけで、委員が誰かも結果も問い合わせても答えないし公表の予定もないとのことであった。しかし、各方面からの指摘もあったのだろう。3月31日になってからだが、厚労省はこの評価委の結果を公表するに至った。

これに対し、池田氏の訴訟代理人である清水勉弁護士は、4月11日に厚生労働大臣と「元凶」の健康局健康課予防接種室長に対して送ったという申し入れ書の全文を自身のブログで公開した。

申し入れ書で清水氏は、「国の行政機関がこのような品性を欠く記事をホームページに掲載することはおそらく前代未聞なのではないでしょうか」としたうえで、「①信州大学の調査結果では、池田班のマウス実験に研究不正がなかったことが明らかになっているのに、貴省はそのことをホームページに記載せず池田を非難してきたことを訂正すること。②上記マウス実験に関するスライドは予防接種室で幾度も確認したうえで公表に至ったものであり、同スライドの説明文が適切でないまま公表するに至ったことについては貴省は池田と〝同罪〟であり、池田を一方的に非難する立場にないことを明らかにすること」の2点を要請し、「池田のこれらの要望は極めて常識的なものです」と、これが池田氏本人の要望であることも明らかにしている。

「同スライドの説明文が適切でない」「池田と〝同罪〟」などと責任を自ら認め、40点中24点という最低評価を「今年1月の研究成果説明では池田班の研究内容は審査員らから高い評価を得た」などとしているのが興味深い一方、厚労省の発表を「自らの反省は一切ない、とんでもない言いがかり」、研究を頓挫《とんざ》させようとする「あるまじき暴挙」とし、「もともと少額だった」池田班の研究費を減額せず、研究成果説明会での「高い」評価を踏まえ、増額修正をすることを強く求めるとした。

補助金は減額になったが研究班が継続することを知った池田氏は、医局内で「復権した」という旨の発言を繰り返すようになり、〝元〟教授回診を再開したという噂まで流れた。

信州大学医学部のある教員はこう語る。

「とにかく池田先生のタフさはすごいです。冗談半分ですが、信州大学は常識的な教授が増えた分、面白みもなくなったので、池田先生を見習うべきだという人もいます。とはいえ、学内的にも県内的にも影響力はすでになくなりました」

他の研究者たちはこう口をそろえる。

「池田先生は、研究者としては終わりました」

しかし、これは研究費が減額されたから、信州大や長野県で影響力がなくなったから、研究者として終わったからといって安堵してよい問題なのだろうか。

「明らかに脳に障害が起こっている」「脳障害を訴えている患者の共通した客観的所見が

提示できている」と発表されたマウス1匹の実験が、新規に子宮頸がんと診断される、毎年1万人の日本人女性の健康と家族の幸せ、失われる3000人の命にもたらす結果もさることながら、池田氏がもっとも責任を感じ、謝罪すべき相手は、ワクチン被害を信じ、集団提訴に参加することを決めた若い原告女性たちであろう。

では、マウス実験を行ったA特任教授はどうしたのかと言えば、池田氏が筆者を訴えるために立てたのと同じ、薬害訴訟の経験豊富な清水勉、出口かおり弁護士を代理人として、2016年12月12日、A特任教授を解雇した国際医療福祉大学を相手取って地位確認等請求訴訟を起こした。

これに対し国際医療福祉大学は、「2016年4月11日、国際医療福祉大学組み換えDNA実験安全管理規程所定の申請を行わずに遺伝子組み換えマウスを信州大学から持ち込んだ。実験施設のない成田キャンパスでマウスの殺処分を行い、神経組織を摘出したことは、国際医療福祉大学動物実験規程に反する」「2016年7月1日から3日にかけて、無稟議《むりんぎ》のまま備品発注をし、炭酸ガスボンベ設置工事を実施した。当該工事においてガス漏れが生じた」などを理由に、2016年9月末の雇止めが適法な普通解雇であったことを主張している。

薬害や公害問題の相次いだ昭和50年代、最高裁は、「訴訟上の因果関係の立証は、一点の疑義も許されない自然科学的証明ではなく、経験則に照らして全証拠を総合検討し、特定の事実が特定の結果発生を招来した関係を是認《ぜにん》しうる高度の蓋然性《がいぜんせい》を証明することであり、その判定は、通常人が疑を差し挟まない程度に真実性の確信を持ちうるものであることを必要とし、かつ、それで足りるものである」（最高裁判所第二小法廷判決　昭和50年10月24日）として、因果関係の認定には、厳密な科学的証明は求められず、一般人を説得できる程度の証拠があれば十分であるとの判決が示された。因果関係が科学的に証明されない子宮頸がんワクチン問題が法廷に持ち込まれた理由は、このあたりにあるのかもしれない。

政府やワクチン製造企業を訴えたところで、筆者や大学を訴えたところで、子宮頸がんワクチンの薬害が立証される日は来ないだろう。原告女性たち、ワクチン未接種の少女たちの未来を考えると、複雑な思いだけが募る。しかし、筆者は人間の知性や理性はいずれ合理的根拠のない負の感情に打ち勝ち、明るみにされた真実や科学とともに人類は進歩をとげていくものと信じている。

第3章

子宮頸がんワクチン問題の社会学

1——科学を伝える

書く人と書かれる人

「科学の成果をどう伝えるか」。京都大学医学部の大学院生を相手に、2016年度からこういうタイトルでサイエンスジャーナリズムの講義をしている。この「伝える」には、ふたつの意味が込められている。ひとつは、専門家として取材を受け、記事を書く人に伝えること。もうひとつは、専門家に取材し、一般の人たちに伝えるための記事を書くことである。

医者や研究者などの専門家は、取材を受けメディアに書かれることはあっても、通常、誰かを取材して書くということはしない。論文やデータ、日常業務を行う中で得られる経験や情報をもとに、解説やコラムなどを書く機会があるだけだろう。科学記者は、科学にまつわる情報を取材して書く専門家であるが、書かれるという機会はほとんどない。つまり、書かれる人は書く人のことを知らず、書く人は書かれる人のことを知らない。

科学報道の質が担保されていないことの理由は、この辺りにある気がしている。書かれることも書くこともあるという立場からノンフィクションとオピニオンの中間のようなものを書いてきた経験に照らし合わせると、書かれる人が書く人のことを知れば、もっとうまく書き手に科学を伝えられるようになるし、書く人も書かれる人のことを知れば、もっと科学を誠実に伝える記事を書くようになると思う。読者もまた、そういった事情を踏まえて記事を読むと、少しだけ頭を働かせて報道を受け止めるようになるかもしれない。と、偉そうなことを言ってみたが、筆者自身、特に「書かれる」ほうに関してはあまり自信がない。

京大の授業で、ちょっと面白い実験をしてみた。筆者の書いた架空のシナリオを前提に、賛成反対両派に分かれ、取材して記事を書いてもらうというものである。テーマは「赤ちゃんポスト」。シナリオはこんなふうだ。

◎いわゆる「赤ちゃんポスト問題」の事実経過

・11月17日、厚生労働審議会の少子化対策分科会が最終報告書を答申した。

・答申の骨子は、2015年11月から熊本県の熊本愛育病院で始まっている「赤ちゃんポスト」を、都道府県ごとに1カ所設けようというもの。

・少子化対策分科会では２０１６年１月から計20回の会議が設定され、当該病院だけでなく数多くの有識者を招くなど、賛成反対両論乱れる活発な議論がなされ、特に反対派の河合二郎氏と賛成派の池田敏子氏が激論を戦わせた。

・上記の結論が導かれたこの１カ月は１０００万人の読者を擁する「毎朝新聞」（設置賛成派）と「産読新聞」（設置反対派）が活発な紙面展開を行ってきた。

・明日11月18日朝刊の記事は、その最終章となる非常に重要な記事である。

学生は出席番号順に、あらかじめ「賛成派」「反対派」と交互に割り当てられ、赤ちゃんポスト問題に関する実際の議論を過去のメディア記事などで調べ、実際には出ていない論点も交えて、それぞれが指定された立場からどのような主張をすべきか準備してくるよう指示されている。

当日は学生を、A：反対派の河合氏、B：賛成派の池田氏、C：反対派の「産読新聞」、D：賛成派の「毎朝新聞」の４つに分けた。C・Dのグループには A・B 両方に取材して両論併記を原則にタイトルをつけて記事を、A・Bのグループには各新聞社の取材にそれぞれの立場から答え、新聞に書かせたい記事を書いて、発表してもらった。

実際に書かれた過去のメディア記事は、赤ちゃんポストに好意的なものが圧倒的に多い。

グループワーク前に、実際には賛成か反対かという質問をした時も、ひとりを除く全員の手が賛成のほうに挙がった。

しかし、学生たちに書いてもらった記事を見て驚いた。現実とは反対に、ひとりを除く全員が反対寄りの記事を書いたからだ。唯一、賛成寄りの記事を書いたのは、実際には赤ちゃんポストに反対だと言っていた学生で、賛成派の池田氏を割り当てられていた。

タネを明かそう。実は、反対派の主張が全体に弱いのを見た筆者が、反対派の河合氏のAグループに加わり、赤ちゃんポストに否定的な主張やその根拠となる情報を提供し、反対派の意見を強化していた。

このグループワークから学べるポイントはいくつかある。

ひとつは、両論併記に見えるどんな新聞記事も、必ず反対か賛成のどちらかに寄せられていること。

ふたつ目に、強力なオピニオンリーダーがひとりいるだけで、それまでのコンセンサスは簡単に崩れ、真逆とも言えるコンセンサスが常識や世論となる場合があること。

三つ目に、自分の主張をうまく伝えるには、自分とは逆サイドの主張を理解することが強みになること。思いどおりの記事を書いてもらうことは難しいが、反対の主張や書く人の事情を理解している人は、自分の主張に添った記事を書いてもらいやすいということだ。賛成派の「毎朝新聞」の記者で反対派寄りの記事を書いたある学生は、他の学生の評価を受けて初めて自分でも反対派の記事を書いたことに気づいたほどだった。唯一賛成派の記事を書いた学生は、「反対派としての反論を念頭に、その部分は議論しないようにして賛成派の主張をした」と言った。

筆者は、記事に使えそうなネガティブで具体的なエピソード、例えば、赤ちゃんポストに託される子どもの多くが障害児であることや、海外留学を理由に赤ちゃんポストを利用したケースなどを披露して反対論を展開しただけでなく、賛成派の議論を「赤ちゃんポストが命を救うというのはウソ。命を救うと言いながら、命を粗末にする手助けをしている」などと断定的な強い言葉で批判していた。

「書く側の事情」を知る人たち

もちろん、これは狭い教室の中でのグループワークに過ぎない。では、実際の子宮頸がんワクチン問題の報道はどうだったのか。「子宮頸がんワクチンは危ない」という世論がすっかり定着していた2015年9月16日、子宮頸がんワクチン接種後に症状を訴えている人たちへの「救済」が始まった。

日本の予防接種制度における「救済」は、被《こうむ》った損害や損失に対する「補償」ではない。症状とワクチン接種との間に医学的因果関係が証明されなくとも、それを絶対に否定できない場合には行われるという、世界的に見ても寛大な制度である。政府は救済を始めることで、副反応問題と接種再開の議論を切り離し、接種再開の準備を進めるつもりだったと聞く。

ところが、この救済開始のニュースは「子宮頸がんワクチンは危ない」という世論を定着させる決定打となった。救済が始まったのは薬害が認められたからだという印象を与えたのと同時に、翌日以降の主要メディアを「1割が未回復」という見出しが賑《にぎ》わせたからだ。

数字の根拠は、厚生科学審議会予防接種・ワクチン分科会副反応検討部会での発表だった。厚労省によれば、これまでに子宮頸がんワクチンを接種した人は約338万人。そのうち、副反応の疑いがあったが回復したことが確認できているのは1739名、症状が残っている患者は186名である。発表を行った井上結核感染症課長が、「追跡できた人の9割は治っている」と発言したのを、メディアは「1割は治っていない」とその部分だけつまんで謳った。本文を読めばきちんと書いてある記事もあるが、タイトルだけ見れば、まるで全ワクチン接種者の約1割が今でも副反応に苦しんでいるように聞こえる。しかし、ワクチンを接種した人は約338万人であるから、実際の未回復者はこれを分母にとって「338万分の186」、すなわち「約0・005%」だ。子宮頸がんワクチン問題に限ったことではないが、物差しとなる情報を読者に与えず、一見論理的に見える数字を示して、誤った印象を与える報道があとを絶たない。

なぜこのような報道になるのか。薬害訴訟のノウハウを記した古賀克重著『集団訴訟実務マニュアル』では、薬害訴訟におけるマスコミの役割を重視し、戦略的に情報提供していくべきだとしてマスコミ対策にひとつの章を割く。著者の古賀氏は、筆者と同じ一橋大学の出身で、現在、子宮頸がんワクチン訴訟九州弁護団副代表を務める他、薬害肝炎九州弁護団事務局長、薬害HIV訴訟九州弁護団など別の薬害訴訟経験も豊富な人権派の弁護士である。「あとがき」の中で古賀氏は、8歳下の弟が、ポリオ（小児マヒ）の投与を受けた結果、下肢に障害が残る薬害の当事者となったことが薬害集団訴訟に関わるようになったきっかけであることを語っている。自閉症とMMRワクチンの問題もそうであるが、反ワクチン運動に加わる人たちには、不幸な個人的経験が背景にある人が多く、痛ましい気持ちを禁じ得ない。

ポリオワクチンにより引き起こされる小児マヒは、正式には「ワクチン関連麻痺（VA

PP：Vaccine Associated Paralytic Poliomyelitis）」と呼ばれる薬害である。日本ではポリオが1940年代頃から全国で流行し、1960年には北海道を中心に5000人以上の患者を出した。当時まだ国産のポリオワクチンは認可されていなかったが、1961年には経口のポリオワクチン（OPV）を緊急輸入して流行は終息。1964年には認可された国産OPVが定期接種となった。

OPVは注射器を用いず経口で投与されるため、安く簡便だ。子どもたちも甘い薬を飲むだけで痛い思いをせず、抗体の付きもよい。しかし、OPVには重大な問題点があった。生ワクチンであるOPVには少量の生きたポリオウイルスが含まれ、稀にではあるがOPVを飲んだ子どもや、おむつ替えをした親に麻痺を起こす（ポリオウイルスは腸の中で増殖して糞便に交じって排泄される）。日本でも2012年に注射剤の不活化ワクチン（IPV）に切り替えられ、VAPPを見ることはなくなったが、かつては毎年のように数例が報告されていた。古賀氏は1967年の生まれだというから、弟さんは不幸にもVAPPになったのだろう。

この本で古賀氏は、薬害を訴える人たちとマスコミとの関係が、「弁護団としては、『報道で社会に伝えてほしい』、マスコミとしては、『他社に抜かれることなく、必要十分な情報を提供してほしい』という、いわばギブアンドテイクの関係である」という状況をするどく見抜いている。記事にしてもらうためには、「書く人の事情」を念頭に置いた工夫が必要であることを知り、裁判期日前、提訴前の事前レク、裁判期日・提訴当日の会見、訴訟の節目における会見など、動きがあるたびに積極的な情報提供を行う必要性があると説く。

その過程で重要なのは、弁護士ではなく記者側のスケジュールを優先すること。記者が記事化しやすいように最低限の情報を盛り込んだレジュメを用意する、報道になりにくい弁論期日を報道してもらうために意見陳述した原告の実名公表をセットする、マスコミが特集を組みやすいよう資料はウェブ上にアップしてダウンロードできるようにする、記者クラブに一律に情報を流すのではなく特定のマスコミだけに情報を提供して大きく記事に取り上げてもらうようにすることなど、具体的な指示が続く。

古賀氏は「マスコミとの関係は、『ギブアンドテイク』というよりは、『ギブアンドギブ』という姿勢で臨むべきかもしれない」。長年に及ぶ薬害訴訟をマスコミに書き続けてもらうためには、単なるネタ元とマスコミという関係を越え、マスコミに「調査報道として積極的に問題提起している」という意識を持ってもらうことや、原告の被害への共感を通じて、積極的に書きたいと思わせる信頼関係を築くことが重要であると強調する。

日々、新しいニュースに追われ、目立ったニュースのないところにまで一次情報を探しにいく時間のない記者たちにとって、ポイントが記載されたメモがあり、資料が見つけやすく、自分たちだけに提供された調査報道のように「見える」ネタとなれば、記事にしない理由はない。

熱意ある弁護団の姿勢と原告の被害に共感した記者たちは、記事化を望む相手から積極的に提供された情報を、「調査報道として自らが積極的に問題提起している」という意識で記事化し続けることになる。

調査報道とは何か

筆者の担当編集者だった大江紀洋氏は、「Wedge」編集長としての最後の記事、「子宮頸がんワクチンがあぶり出すメディアとアカデミアと行政の病巣」（ウェブメディア「iRONNA」２０１６年7月1日）の中で、調査報道としての子宮頸がんワクチン問題について論じている。長くなるが以下に引用する。

池田班の成果発表の柱であったＨＬＡ型とマウス実験に重大な疑義があることを示

した村中氏の記事は非常によく読まれ、特に医療界に大きな衝撃を与えた。（中略）

Wedge編集部は6月17日着で信州大学の濱田州博学長宛てに雑誌をお届けし、「大学として何らかの措置をとられるべきではないか」との書簡を添えた。村中氏が大学事務に6月27日午後に確認をとったところ、学長判断として内規に基づく調査委員会を設置する方針であるとのことだった。

同日夜に毎日新聞はウェブに次のような記事を掲載した（以下、**太字**は筆者〈大江〉）。

「子宮頸がんワクチン　信州大、研究内容で調査委設置」（最終更新　6月27日　19時41分）

子宮頸（けい）がんワクチン接種後の健康被害を訴える女性らを診療している、厚生労働省研究班代表の池田修一・信州大教授（脳神経内科）が、3月に発表した研究内容について、**不正を疑う通報があり**、同大は27日、学内規定に基づく調査委員会を設置する方針を決めた。（中略）

発表では、子宮頸がんワクチンを打ったマウスの脳組織にのみ、自分の体を攻撃してしまう抗体が沈着していたと説明した。しかし、**外部の医療関係者らから**詳しい実験データの開示を求める声や、実験自体への疑義が上がっていた。（以下略）

朝日新聞は翌28日朝刊で追随した。ウェブサイトにも転載されている。

「子宮頸がんワクチン副反応研究で信州大が調査委設置」（2016年6月28日07時05分）

信州大学は27日、子宮頸（けい）がんワクチンの副作用などを研究している厚生労働省研究班代表の池田修一教授（脳神経内科）の発表内容について、**不正を疑う通報があったとして**学内に調査委員会を設置する方針を決めた。

発表は今年3月、厚労省内で池田教授がした。自己免疫疾患を起こしやすく遺伝子操作したマウスに、子宮頸がんワクチンや他のワクチンなどを打って反応を調べたところ、子宮頸がんワクチンを打ったマウスだけに異常な抗体が見られたと説明していた。

しかし、**外部の研究者ら**から詳しい実験データの開示を求める声や、研究手法への疑問が出ていた。（以下略）

日本テレビも追随している。

「頸がんワクチン研究内容巡り　信州大調査へ」（2016年6月27日23：40）

子宮頸がんワクチンの副反応の原因究明を行っている信州大学の教授をトップとした国の研究班の研究発表に対し、**一部報道などで**研究内容に対する疑いが指摘されていることを受け、信州大学は27日、調査委員会を設置することを決めた。（中略）

信州大学には弊誌を含む複数の通報が届いているであろうし、大学側も誰からの通報と明かすことはないだろうから、「通報があって」という表現は致し方ないのかもしれない。が、「医療関係者ら」「研究者ら」「一部報道」とは何だろうか。たしかに、発表当初からSNSなどで感想を述べる医療関係者や研究者は存在しただろうが、報道として耐え、大学も耳を傾けることのできるレベルでエビデンスを提示したのは村中璃子氏の記事が初めてだった。なぜ、「村中璃子氏」「Wedge」と原先行報道を明記しないのだろうか。

スクープを連発している週刊文春は、「一部週刊誌が報じた」「いついつまでにわかった」などと書くメディアに対して厳重な抗議を重ね、「週刊文春が報じた」と書かせるようにしていると新谷学編集長が複数の媒体インタビューに答えている。（中略）
これは単に表現の問題ではなく、新聞やテレビといった大手レガシーメディアが抱える「病巣」が露出されているように感じる。

特ネタ・特オチを気にする記者たちは、「抜いた・抜かれた」を過剰に気にしている。しかも、そのネタの多くは、「発表モノ」だ。警察がどんな事件をつかんでいるか、大臣や役所が何を発表するか、大企業が次の社長を誰にするか、どこの企業とどこの企業が合併するか、いずれは公式にリリースされ、全国民が知ることとなる情報を、1分でも早く報じようと鎬を削り、役所や企業の「中の人」との人脈作りに励む。抜かれた場合は、「同業の○○新聞が報じたところによれば」と書くのは恥なので絶対にやらない。ネタ元の役所や企業に「こういう情報はあるか」とアテて、さも自分がもともと別にネタをつかんでいたかのような顔をして報じる。

どうせいずれ公になる「発表モノ」ならそれでいいのかもしれない。しかし、多大なリスクとコストをかけて先行者が取材している「調査報道」に同じことをしていいのだろうか。彼ら大手レガシーメディアの記事の書き方は、形式的には間違ってはいなくても、職業倫理の感じられない不適切なやり方だと筆者は思う。（以下略）

NHKとWELQ

２０１６年11月、医療情報ウェブメディア「WELQ」の問題がクローズアップされた。WELQの運営元である「DeNA」は、専門知識のないライターに、検索ワードや記事の長さなどを工夫し、ネット検索で上位にくるようマニュアル化された方法で、誤った内容の医療記事を大量に書かせていた。

10月28日、「BuzzFeed」の「無責任な医療情報、大量生産の闇　その記事、信頼できますか？」によれば、２０１６年10月時点で、WELQのウェブサイトには医療関係者のチェックを経ていない８０００文字前後の記事が毎日およそ１００本も掲載され、検索上位に大量に並んでいた。11月29日21時には、WELQのサイトは全ページ非公開となった。

「毎日新聞」は、２０１７年１月５日夕刊で「どうすれば安全安心：あふれるネットの医療情報　だまされやすいと自覚を」という記事を掲載した。WELQの事件に触れながら、インターネットには医学的根拠の乏《とぼ》しい情報が溢れているとする内容だ。

しかし、「毎日新聞」は、２０１６年３月16日に池田氏が発表する８カ月以上も前から、池田氏のHLA型研究に関する学会発表についての記事を一面に掲載するなどしていた。

記事を書いた斎藤広子記者は2016年春、科学環境部から「毎日小学生新聞」へ異動になったそうだ。

NHKは、2016年1月27日放送「クローズアップ現代」の「〝副作用〟がわからない？～信頼できるワクチン行政とは～」で、手をけいれんさせる少女の映像を前面に出した構成の番組を放送した。2015年9月に厚労省が発表した「子宮頸がんワクチン副反応追跡調査」の「未回復者」のリストにこの少女が含まれていなかったという話を取り上げ、厚労省は患者の全数をきちんと追えていない、調査体制の整備が求められるとする筋書きだ。しかし、追跡できない患者のほとんどは、接種時の生理的反応による失神や、接種部位の痛み・腫れなど、初診後に回復し、再診の必要のなかったケースだろう。

同番組では、ワクチン副反応報告制度の整ったアメリカでは、定期接種導入後、ロタワクチンによる腸重積が報告され、すぐに接種停止となった経緯も紹介した。しかし、ロタワクチンによる腸重積は、その後、新生児期だけに起きていることが分かったため、初回接種年齢を生後2カ月以降と変更し、すぐにまたロタワクチンを定期接種に戻したという肝心な事実には触れないなど、目に余る内容だった。

番組では、ワクチン接種後しばらくしてけいれんが始まったという少女が「未回復」にカウントされていない理由は、ワクチン接種直後に起きて治った症状だけをもって「回復」

にカウントし、接種からしばらくしてから現れた症状についてはどの医療機関も報告を上げなかったことにあるとする。しかし、報告を上げなかった理由が、報告漏れだったのか、医師がワクチン接種によるとの診断を下さなかったからなのかには触れない。一方、被害を訴える少女の映像は強烈だ。

もちろん、新聞・テレビにも様々な事情があるのだろう。デスクの判断で記事を没にされた、編集（改変・部分削除）された、科学部や厚労担当ではなく社会部が書くことになった、科学部のトップが被害を訴える人たちの団体とべったりだといった話はもちろんのこと、筆者が知るだけでもふたつの新聞が、薬害を前提としない記事掲載を試みた後、再び報道のトーンを変えている。表向きの理由はさておき、実際の理由は、薬害を主張する団体やその支援者からの連日の抗議だ。

読売新聞の医療系サイト「ヨミドクター」は、子宮頸がんワクチン問題に関する連載の中止や一部記事の取り下げに追い込まれただけでなく、編集長が名古屋への異動を言い渡され、転職した。

興味深いのは、抗議の行き先が必ずしも編集部ではないことだ。それは時に、出版社の株主の社長室であり、時に株主のビジネスに影響力のある政治家の元である。抗議は、薬害に否定的な記事を書く寄稿者の職場にも執拗に寄せられた。そこには「書く人の事情」

に通じた組織や、カギかっこ付き「市民」の関与が感じられる。

それでも判断を保留する厚労省

子宮頸がんワクチン副反応に関する疫学調査で名古屋市は、いったんは公開した「薬害と言えるような副反応は生じていない」という解析結果を後から封印してしまった。この調査が、薬害を主張する人たちの要望に応じて実施されたものだったことは詳しく述べた。

厚労省はどうだったか。2013年9月から厚労省は池田班・牛田班に参加する医師の所属医療機関を中心として、子宮頸がんワクチン接種後の症状に対する診療体制の整備を進めてきた。2015年7月にはすでに47都道府県すべてで各1カ所以上の協力医療機関が選定され、その体制は整っていた。しかし、肝心の接種再開の判断については一向に触れる気配がなかった。

そもそも、厚労省の副反応検討部会は、積極的接種勧奨の停止から約半年後の2013年12月25日には、症状は身体表現性のものである可能性が高いという見解を出していたが、引き続き議論を続けるとして接種再開の判断を保留してしまった。行政が、薬害をはっきりと否定しないことを通じて、存在しない薬害に実体を与えていく、という流れはここに始まると筆者は見ている。

子宮頸がんワクチンをめぐる国家賠償請求訴訟で、厚労省は「原告の症状とワクチン接種とは因果関係がない」と賠償責任を否定している。しかし、訴訟が提起された後も、存在しない薬害に実体を与え続ける姿勢は変わっていない。顕著な例が、2016年末に行われた「祖父江班」の発表だ。祖父江班は、厚労省が池田班、牛田班に加え、2015年になって新たに立ち上げた研究班である。

「子宮頸がんワクチン非接種でも「副作用」同症状10万人に20人」

1面にこの見出しで報じた「読売新聞」をはじめ、2016年12月26日の夕刊以降、各紙が報じたのは、子宮頸がんワクチン副反応に関する厚生労働省研究班（主任研究者は大阪大学・祖父江友孝教授、以下「祖父江班」）が行った全国疫学調査の結果だった。

この調査は、全国にある小児科や神経内科、ペインクリニックなどの18302診療科を対象に実施。2015年7〜12月に受診した12〜18歳で、疼痛や歩行障害など約20の症状のうち、ひとつ以上が3か月以上続いている患者を調べたものだ。

同じ「読売新聞」の12月26日付朝刊によれば、結果は「原因不明の痛みなどの症状を持つ患者数は、ワクチンを接種していない女子では10万人当たり20・4人、接種した女子では同27・8人と推計された。2013年6月に勧奨が中止されたことで、接種者は10歳代後半に偏っており、非接種者の年齢構成とかなり異なっていることなどから、祖父江教授は「単純な比較はできず、接種と症状との因果関係も言及できない」と説明した」。

新聞ごとにトーンの濃淡はある。しかし、有意差も年齢補正の必要にも触れず「ワクチン接種者に症状が多かった」と書いた新聞はなさそうだった。2015年9月17日の副反応検討部会の際には、大半のメディアが「1割が未回復」と見出しに謳ったことを考えると大きな進歩だ。厚労省の発表はいつも情報過多なうえ、メッセージが曖昧なため、今回もミスリーディングな報道が溢れる懸念はあった。しかし、発表前日にはメディア向けの事前説明会も行われ、分厚い資料の20頁には「結論」として以下の2項目が明記されていた。

疫学調査（祖父江班）結論

①HPVワクチン接種歴のない者においても、HPVワクチン接種後に報告されている症状と同様の「多様な症状」を呈する者が、一定数存在した。

②本調査によって、HPVワクチン接種と接種後に生じた症状との因果関係は言及できない。

注意してほしいのは、実際の結論は①だけであることだ。②は結論ではなく、調査開始前から分かっていた「調査デザイン上の限界」である。

しかも、この①も殊更に新しい知見ではない。祖父江班以前から同様の研究を行ってきた牛田班も、子宮頸がんワクチン導入以前から原因不明の長引く痛みやけいれん症状、歩行障害などを訴える子どもが多数いることを何度も紹介しているが、メディアは注目しなかったに過ぎない。それなのに厚労省は、全国規模の新たな調査が必要だとして祖父江班を立ち上げ、祖父江班の結果をもって接種再開の判断をすると言い続けてきた。

もし厚労省が、②の「HPVワクチンとの因果関係は言及できない」ことをもって接種再開の判断をまだ留保するというのであれば、わざわざ祖父江班を立ち上げ、長引く子宮頸がんワクチン問題にさらなる時間と国費を投じた理由を明らかにする必要がある。

厚労省は今後、年齢、発症までの時間、受診した診療科の別などに関する追加解析を行って数ヵ月のうちにまとめるとしたが、前述（本書61頁）のとおり、調査対象が患者ではなく医療機関であり、対象とする患者の母集団が曖昧な祖父江班の調査は、ワクチン接種と症状の因果関係を見るデザインにはなっていない。よって、これから何年かけたところで「ワクチン未接種者にも症状があった」という、牛田班がすでに明らかにしていた今ある結論以上の新しいことは言えない。

２０１７年4月10日、祖父江班は12月の発表時に約束した、追加解析の結果を発表した。しかし、接種再開の判断材料となる結論は示されず、子宮頸がんワクチン副反応検討部会長の桃井真里子国際医療福祉大副学長は「（接種勧奨再開の時期については）いつかは明言できない」として再び判断を保留した。

子宮頸がんワクチンは、現在、世界約１３０カ国で承認され、71カ国で女子に定期接種、11カ国で男子も定期接種となっている（２０１７年3月31日現在。ＷＨＯによる）。男子にも接種するのは、子宮頸がんワクチンは、肛門がんや咽頭がん、陰茎がんなど男性に多いがんも予防し、女性の多くが男性のパートナーから感染するからである。国内でも子宮頸がんワクチンの安全性に関するデータが蓄積する中、なぜ日本政府だけが接種再開の判断を何年も保留し、守れる病気から国民を守るという世界の常識に抗い続けるのか。

新聞は両論併記を原則とする。集団提訴の原告団が、祖父江班が調査結果を発表した日、その無効性を訴えた会見についてわざわざ、しかも祖父江班の発表よりも大きく紙面を割いて取り上げた新聞も多かった。しかし、メディアは両論併記の狭い枠からもっと自由であってもよい。報じるべき情報と報じるべきではない情報をサイエンスとファクトに基づく評価をして社会に伝えるのがメディア本来の責務である。今後は、既存のデータを十分に活用せず、政策決定につながらない研究やミスリーディングな研究に税金を投じるばかりで、本気で国民を病気から守る気のない政府の責任を追及するなど、より広い社会的見地に立った報道も期待したい。

自浄が期待されるアカデミア

守秘義務や患者への配慮、研究の自由などを理由に、アカデミアはＨＡＮＳという概念との正面対決を避けてきた。学会で接種再開を求める声明を出しては、自分たちのウェブサイトにそれを掲載することはしている。しかし、そのインパクトは極めて限定的で、筆者の知る限りでは２０１６年５月の小児科学会にＨＡＮＳを唱える横田俊平元会長を呼び出した一幕以外、正面からＨＡＮＳを否定する意思表示をしたものはない。

日本小児科学会や日本産科婦人科学会は、２０１３年６月の積極的接種勧奨停止の決定直後から接種再開の声明や要望書を何度となく出していた。２０１６年４月になると、しびれを切らした同２学会を含む17の主要学術団体が「これ以上の勧奨の中止は極めて憂慮すべき事態」とする見解を発表した。しかし、これもメディアの注意を引かなかった。一方、7月4日、集団提訴を控えた薬害オンブズパースン会議が「科学的に不正確な記載がある」として、同声明を取り消すよう求めた記者会見はよく報道された。実はこの時、筆者は17団体を束ねる医師たちに、「声明は取り消さない」という旨の記者会見を今日明日中にも開いてはどうかと提案した。急遽話し合いが持たれたらしいが、「話の通じない人たちと話をする必要はない」「自分は表に出たくない」といった意見しか上がらずこの提案は受け入れられなかったという。

信州大学は池田氏を解任するでも処分するでもなく、医学部附属病院の難病診療センターに子宮頸がんワクチン接種後の患者を診療する特任教授のポストを残した。信州大学はこれまで、研究者育成のための倫理教育プロジェクト「CITI Japanプロジェクト」を掲げ、科学不正や研究者としての倫理に関する旗振り役として名乗りを上げてきた。事業統括責任者の福嶋義光氏は筆者の北大医学部の先輩でもあり以前から連絡の取れる関係にあったが、この問題に関しては何度問い合わせても返事がなかった。副統括責任者の市川家國氏にも、市川氏を知るメディア、アカデミアの関係者が連絡を取ってくれたが、明確な返事は得られなかった。

厚労省は2017年1月、翌2018年度（平成30年度）の池田班について研究費は減額するが継続とする決定を下した。減額は見せしめにはなったかもしれないが、継続となった肝心の研究計画を評価委がきちんと検討したのかは疑問だ。

池田班の平成28年度「「子宮頸がんワクチン接種後に生じた症状に関する治療法の確立と情報提供についての研究」に関する研究計画」には、「最終的には脳症状の責任病巣と発生機序を解明して、有効な治療法を見出す」「薬物療法、血液浄化療法に代表される免疫調整療法の治療効果を検討する」といった、脳障害や自己免疫を前提とした表現が随所に見られた。しかし、世界のどこにも子宮頸がんワクチンが自己免疫による脳障害を起こしているエビデンスはない。

「現在までに診療した全国の患者データーを《(ママ)》信州大学に集めて全て登録する。さらに、診察希望のある患者をできるだけ速やかに診療して、個々の症状の頻度と発生機序を検討する（目標患者数３００名）」とあるが、厚労省が追跡調査した、副反応を訴えている患者は１８６名しかいない。だとすれば、この計画は、実際には、不登校や学習不振、記憶障害をはじめとする「症状」がある人で、ワクチンを接種している人がいればＨＡＮＳとして新たに囲い込み、ＨＡＮＳ患者を３００名まで増やすという意味だろうか。

「NF-kBp50欠損マウスを用いた動物実験は既にpreliminary data（予備的データ）を得ている」ともあるが、この実験からはワクチンによる脳障害を示唆する予備的データは一切得られていないばかりか、ワクチンによる脳障害を立証する実験デザインにもなっていないことは書いたとおりだ。

医学系の研究を実施する際には、必ず倫理委員会と呼ばれる組織で、その研究を実施する倫理的妥当性を承認される必要がある。昨今の倫理委員会は厳しい。採血一本にしろ、侵襲を伴う研究には特に厳しいクレームがつく。仮説だけに基づき、薬物療法や血液浄化療法など患者の身体的、経済的負担の大きい治療を用いる研究が、通常の倫理委員会を通るとは考えがたい。いったん科研費さえ通れば、通常の倫理委員会はスルーになるのだろうか。

「減額だが継続」という厚労省の判断は、一見、厚労省だけの問題にも見える。しかし、評価委員はアカデミアの人たちで構成されている。評価委の議事録にある「例えば1匹で、n＝1だとか、発表の仕方というのはいろいろあるのだと思うが、発表の仕方を含めた、研究そのものの進め方を十分考えてやるべきである」「研究不正があった訳ではないことや、もともと3年間での研究計画をたてていたため、科学的な評価を行うためにも、もう一年は研究の経過を見るのがよいのではないか」といった、問題の本質を無視したコメントに失望と危機感を抱いた医者は筆者だけではないだろう。

今からでも遅くはない。関連する学術団体や研究グループは、池田班の研究方針や研究内容の根本的な是正や班長の交代を求めるなど、アカデミアとしての責任を具体的に果たせるのか。アカデミアの自浄能力が問われる正念場である。

2——「ウェイクフィールド事件」と反知性主義

薬害記者による薬害デマスクープ

僕の長年の経験から言えるアドバイスは、ストーリーに寄り添うこと。キャンペーンを張るのではなく、書き続けること。真実であること、新しい事実であることを示しながら書き続けることだ。

僕は、ワクチンが何かを起こすとか起こさないとかいった意見には決して与しないようにしていた。

君には医者だというアドバンテージはある。けれど、ワクチン推進運動家というレッテルを貼られると、君の筆のインパクトは消える。B

筆者にメッセージをくれたイニシャル「B」の持ち主、ブライアン・ディアを知っているだろうか。イギリス人の新聞記者であるディアは、大学で哲学を学んだ後、○の中に「N」と「D」の手旗信号を配した「ピースマーク」でお馴染みの反核団体「Campaign for Nuclear Disarmament」（核軍縮キャンペーン）の機関誌の編集者や、マルキストやフェミニストが集うイギリスの左翼革新系政治雑誌「The Leveller」（1976～1982年発行）のメンバーを経て、「The Times」紙の記者になった。その後、日曜版「The Sunday Times」紙の記者として、避妊ピルの安全性データ不正（1986年）、抗生剤のST合剤による健康被害（1994年）、鎮痛剤バイオックスの安全性データ隠蔽《いんぺい》（2004年）など、製薬会社との利益相反を背景に持つ数々の薬害スクープで名を上げた。

しかし、ディアを世界的に有名なジャーナリストにしたのは、薬害スクープではない。「ウェイクフィールド事件」としてワクチン史上に暗く輝く、薬害「デマ」のスクープだった。

1998年2月、イギリス人の消化器外科医、アンドリュー・ウェイクフィールド（当時、41歳）は、麻疹、おたふく風邪、風疹を予防するMMRワクチンが自閉症を起こすことを示唆するデータを医学誌「ランセット」に発表した。炎症性腸炎で入院した12人の子どもたちに自閉症を思わせる行動異常が見られ、そのうち8人はMMRワクチンを打ってから14日以内に症状が現れているというものだ。

どんな発見も小規模な集団での気づきから始まる。12人の症例報告に過ぎないが、医学界には衝撃が走った。ウェイクフィールドは、MMRワクチンが免疫異常を引き起こして脳に障害を与え、腸炎と自閉症を併発する新しい症候群「自閉症性腸炎（autistic enterocolitis）」が生じていると主張。3種のワクチンを混合したMMRワクチンの免疫負荷は重すぎるので、3本別々の単味ワクチンに分けて接種すべきだとした。

ウェイクフィールドの働く名門ロイヤル・フリー病院では、論文の発表に合わせて記者会見が行われ、ビデオレターまでリリースされた。ウェイクフィールドはMMRワクチンと自閉症との因果関係を示唆する60分のテレビ番組にも出演。他のメディアもMMRワクチンの危険性をつぎつぎと報じるとMMRワクチンの接種率は低下し、薬害を信じた約1600の家族はMMRワクチンの製造元であるグラクソ・スミスクラインとメルク・アンド・アベンティスパスツールの2社を相手取って集団提訴を起こした。

その騒ぎはヨーロッパ中に広がり、海を越えて遠くアメリカにまで飛び火した。自閉症の息子を持つ女優のジェイミー・マッカーシーは、「1983年に必要とされたワクチン接種は10回で、自閉症は1万人に1人だった。でも、今は36回になり、自閉症は150人に1人になった」と発言した。

それから6年近くが経過した2003年末、ブライアン・ディアは「The Sunday Times」

紙からルーティンの仕事としてMMRワクチン問題を割り振られた。ディアは、12人の患者の診療データと病理データを入手（この点でディアは個人情報にあたる医療記録に不当にアクセスしたとしばしば批判される）。論文で報告された12人の患者情報と比較したところ、データは都合よく書き換えられていたことが明らかになった。

不正の動機は何だったのか。東イングランドのある田舎町にリチャード・バーという弁護士が住んでいた。バーは反ワクチン団体「JABS（ワクチンの意）」の依頼で、自閉症の子どもを持つ親を組織し、MMRワクチンの製造企業を提訴する計画をしていた。裁判に勝つため自閉症の原因はMMRワクチンであると主張するための科学的エビデンスを出すようウェイクフィールドに依頼したのだ。「ランセット」に発表された12人の子どもたちは実は炎症性腸炎で入院した患者ではなく、MMRワクチンによるわが子の被害を訴えているバーのクライアントだった。バーとウェイクフィールドは、自閉症に苦しむ親子を自らの虚栄心と金のために利用していた。

２００４年2月22日、これらの事実がディアの筆により「The Sunday Times」紙で発表されると、そのすぐれた調査報道は、医学界とメディアの双方に大きな衝撃を与えた。「MMRワクチンの薬害は証明されていなかった」という後追い報道も続いた。ウェイクフィールドとバーの裏切りを知り、提訴を取り下げた家族も多かった。落ち続けていたワ

◆イギリスにおけるMMRワクチンの接種率（生後24か月時）

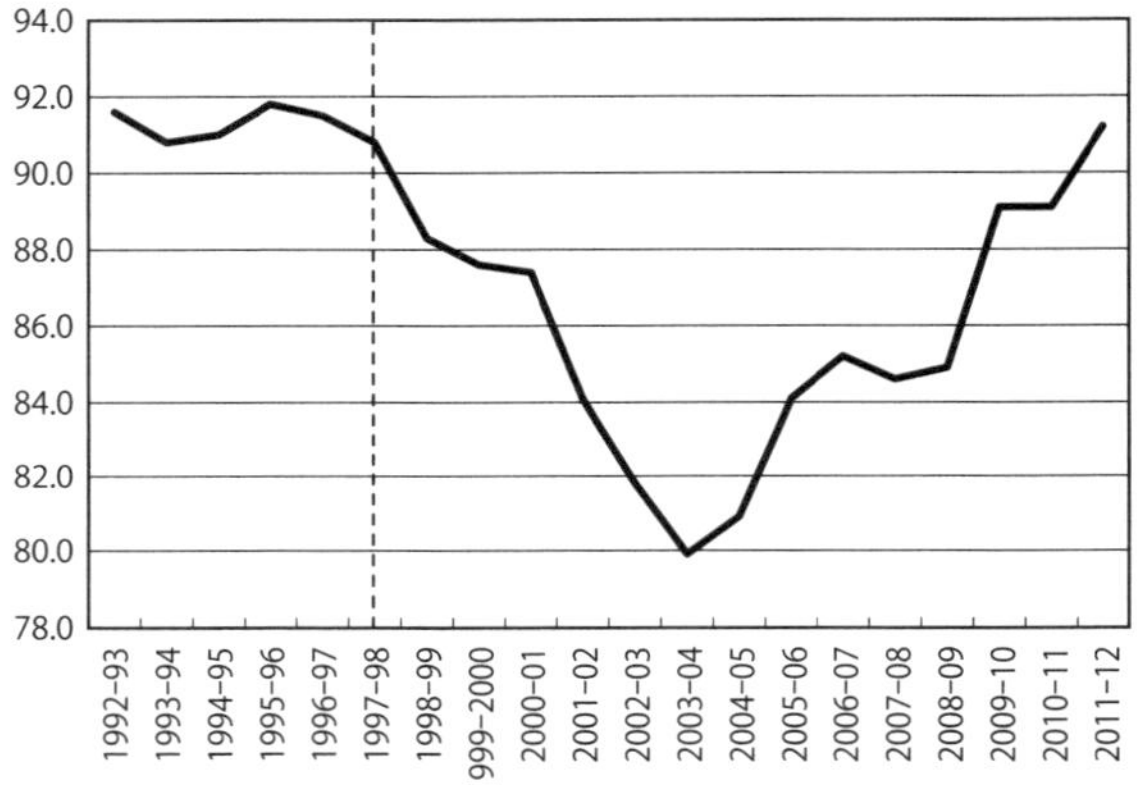

1997-98年以降下落し、2003-04年以降回復に向かっている
※ブライアン・ディアのウェブサイトにある棒グラフより作成（http://briandeer.com/solved/mmr-stats-england.htm）

クチン接種率とワクチンへの信頼は、２００４年を機に少しずつ回復に向かっていった。

創られた薬害はどうやって駆逐されたのか

ＭＭＲワクチンに関する世間の誤解が解かれ、接種率が回復していく過程で着目すべきことがある。それは、ディアが初報で終わらせることなく調査と報道を続け、ウェイクフィールドの責任を追及し続けたことだ。また、メディア、司法や行政、アカデミアもディアに協力し、ウェイクフィールド問題をうやむやにしなかったことである。

「The Sunday Times」紙に記事を発表してから約９カ月後の２００４年11月18日、ディアはドキュメンタリー番組「MMR：あなたに言わなかったこと（MMR: What they didn't tell you）」を制作し、公共放送のチャンネル4で放送した。番組では、ウェイクフィールドの働く大学病院のラボがディアに協力して12人の患者検体のPCR（ウイルスの存在を確認する検査）を再度実施したが、どの検体からも麻疹ウイルスが見つからなかったという結果を示している。

これに対し、ウェイクフィールドは守秘義務を理由に、データの開示や取材への協力を一貫して拒否。ドキュメンタリーの放送後、医者を患者からの訴訟から守る公的な制度まで利用して、ディアに対する名誉毀損裁判も起こした。

しかし、「The Sunday Times」もチャンネル4も訴えられたからと折れることはなかった。両社はウェイクフィールドの発表は「明らかに不正で世間を欺くもの」として、短縮裁判を求めるキャンペーンを展開。最高裁でもウェイクフィールドは「係争状態を使って利益を得るのみで、裁判を進行させる気がない。この医師は訴訟を、重要な公衆衛生上の問題についての議論を妨げるための武器として用いている」と弾劾された。

ロンドンの最高裁は、ウェイクフィールドと共著論文を出したアイルランド人病理学者ジョン・オレイリー教授に対し、アイルランドの裁判所を通じて検体とラボデータを提出するようにも命じている。2002年に2人が書いた論文によれば、オレイリーの経営する臨床検査会社ユニジェネシスが行った検査では、自閉症の子ども91人から採取した検体の80％から麻疹のウイルスが検出されたといい、このデータがウェイクフィールドの主張を決定づけるものと考えられていた。しかし、提出された検体を別のラボで検査すると、どの検体からも麻疹ウイルスは検出されなかった。また、ユニジェネシスのPCR機器では、生理食塩水を用いても20％に麻疹のウイルスが検出されるなど精度に問題があったことも明らかになった。

医者と弁護士と金

裁判は2年にも及んでいた。終わりの見えない裁判を終わらせたのは、意外な出来事だった。２００６年、バーが、貧困層が法的保護を受けるための制度である「Legal Services Commission（当時、Legal Aid Board）」のファンドを悪用して、43万５６４３ポンド（当時のレートで約９０００万円）にも上る法外な顧問料をウェイクフィールドへ支払っていたことが、Legal Services Commission 自身から発表されたのだ。

発表を受けたウェイクフィールドは提訴を取り下げた。ウェイクフィールドは、論文の再現性も示すことができず、２００１年には勤務していたロイヤル・フリー医大も辞めていた。

一方、科学不正の認定は裁判以上に難航していた。ウェイクフィールドのデータは、全くのゼロからないものをあるように見せたデータではなく、実在するいろいろなデータをつまんだり組み合わせたりしたデータだったからだ。「ランセット」は、ウェイクフィールドの利益相反不開示や、論文が大学の倫理委員会を通していなかったことなど形式的なことについては問題を認め、２００４年のうちに論文の一部を撤回した。しかし、論文の内容に関する部分、すなわち、不正か否かの認定はウェイクフィールドが所属する研究機関の責任であるとして、評価を退けていた。

イギリス医事委員会（ＧＭＣ：General Medical Council）で行われたヒアリングは、史上最長となる約3年（２００7年7月〜２０１０年5月）に及んだ。結局、論文全文が撤回されたのは２０１０年1月28日になってからだった。ＧＭＣの厳しい追及もあり、同年5月24日には、ウェイクフィールドは医師免許も剝奪《はくだつ》された。その間、イギリス、日本、アメリカを含む世界17カ国でウェイクフィールドの主張を検証する調査や研究が行われたが、ＭＭＲワクチンと自閉症の因果関係を示すデータは一切得られていない。

メディアの粘り強い仕事はアカデミアからも高く評価され、２０１１年1月には「ランセット」のライバル医学誌のひとつ「ブリティッシュ・メディカル・ジャーナル（BMJ：British Medical Journal）」が、ディアの筆による3回にわたる異例の長編特集記事を連載した。同年4月、ディアは英国プレス賞を受賞している。

時は下って、2016年8月3日、厚労省記者クラブに筆者を名誉棄損で訴えるというファックスが届いたと知ったのは、クラブに所属する、ある大手新聞の記者からのメールだった。ディアとウェイクフィールドの物語を読み終えた読者は、その時メールを受け取った筆者がどう感じたか想像できるのではないだろうか。筆者と一緒に訴えられ、すでにメディア界からは足を洗っていた月刊「Wedge」元編集長の大江紀洋氏がこう言ったのを思い出す。

「ウェイクフィールドになると決めたんですね、池田氏は」

薬害データ不正の事実が明らかになり、世界中の科学者がウェイクフィールドの説に再現性がないことを示した今日でも、MMRワクチンの薬害を信じる人や自閉症の子を持つ親たちにとってウェイクフィールドは神格化された存在で、ディアは攻撃の対象である。ウェブ上には、ウェイクフィールドは製薬会社と利害関係にある国家や医学界にはめられただけだといった声や、ディアは製薬会社から金をもらって記事を書いたのだという根拠のない話が溢れ返っている。しかし、ウェイクフィールド事件以前は、薬害を暴く側で報道を行っていたディアにとって、そのようなレッテルは心外だろう。

真実に基づいた報道であったにもかかわらず、訴訟も起こされ、この問題だけで2004年から2011年まで足かけ8年間に及ぶ執筆を余儀なくされたディアにとって、ウェイクフィールド事件は薬害スクープほど扱いやすいテーマではなかったようだ。

日本の子宮頸がんワクチン問題に興味はないかという筆者からの取材に、ディアは疲れたようにこうコメントもしている。


ワクチンはとても複雑で、僕の人生の多くの時間を奪ってきた。今でも毎日、数えきれないほどの質問が僕のもとに届き、質問に答えるだけで余生を終えられるほどだ。でも、僕は運動家ではなくジャーナリストだ。だから、いい加減、別のテーマに移りたいと思う。コーヒーを飲んだら仕事に行かないと。ブライアン

ブライアン・ディアとメールで簡単なやり取りを交わしてから半年以上後の2017年11月、筆者は、ジョン・マドックス賞を与えられ、ロンドンで授賞式が行われることを知った。内示の連絡があった時、担当者に「何か質問は?」と聞かれ、「授賞式にディアを

招待してほしい」とリクエストを出した。しかし、ディアのウェブサイトにある、私もやり取りを交わしたメールアドレスに担当者がいくら連絡をしても返事が来ない。「タイムズ」紙の編集部に頼んで電話もしてもらったがなかなかつながらず、直前になって「授賞式の日は休暇を取る予定で行けない。璃子には、いい記事を書き続けるよう伝えてくれ」と「タイムズ」紙経由で伝言があったという。

＊ディア執筆のウェイクフィールド事件に関する記事はこちらから読むことができる。
http://briandeer.com/mmr/st-mmr-reports.htm

日本で未曾有の反ワクチン運動が起きている理由

欧米に比して、日本ではＭＭＲワクチンと自閉症の因果関係を疑う声が著しく低いが、それには理由がある。

１９８８年、日本ではそれぞれ単味（単一の成分）で使われてきた、麻疹、おたふく風邪、風疹の３種類のワクチンを混合したＭＭＲワクチンが承認された。ところが、１９８９年

4月から定期接種となり、広く使用されるようになると、ワクチン接種後の無菌性（ウィルス性）髄膜炎の報告が相次いだ。調査したところ、MMRワクチンの製造元のひとつ財団法人阪大微生物病研究会（大阪大学医学部構内にあるワクチン製造販売組織。現・一般財団法人）が、おたふく風邪ワクチンの培養方法を無許可で変更し、十分に弱毒化できていないワクチンを製造していたことが原因だと判明した。

以来、MMRワクチンの使用は禁止となり、日本では今でも、麻疹、風疹を予防するMRワクチンと、おたふく風邪ワクチンとに分けて接種が行われている。無菌性髄膜炎の被害は、1682人に上った。

つまり、日本人はウェイクフィールド事件を知らない。海外でMMRワクチンの「薬害デマ」が問題になった頃には、日本では本当の薬害を理由に、MMRワクチンの使用を止めていた。今、日本で子宮頸がんワクチンをめぐる未曾有の反ワクチン運動が起きている原因は、日本社会が「薬害デマ」に対する免疫を持たないからだとも言われる。

MMRワクチンの薬害にいち早く気がついたのは、子宮頸がんワクチンの接種再開を早くから求めてきた、日本小児科学会を中心とする小児科医たちであった。無菌性髄膜炎事件を背景に麻疹ワクチンの接種率低迷が続き、世界でも有数の「麻疹輸出国」として知られていた日本では、2000年前後の流行で年間20～30人の死者を出した。しかし、その後、麻疹ワクチンの接種を呼びかけ、２０１５年３月にはＷＨＯから念願の「麻疹排除国」のお墨付きをもらった。そのために尽力したのも日本の小児科医たちだった。

トランプが大統領就任式典に招待した著名人

２０１６年８月、ドナルド・トランプは大統領選挙キャンペーン中、フロリダで行われた支援者の会合に、ある「著名人」を招待した。世界のワクチン史上もっとも有名なイギリス人「元」医師、アンドリュー・ウェイクフィールド本人である。この会合には、他にも「自閉症の時代ウェブ（Age of Autism Web）」の編集長マーク・ブレキセルら4人の反ワクチン運動家が招かれ、45分間にわたって自閉症についての議論を交わしたという。

トランプは２０１４年にもツイッターで、三種混合のＭＭＲワクチンは自閉症を起こして危険だといった投稿を行い、反ワクチン論者や自閉症の子を持つ親たちの賞賛を獲得していた。

一方のウェイクフィールドは２０１６年、「Vaxxed——隠蔽から破滅まで」というドキュメンタリー映画を製作・発表した。論文も医師免許も撤回され、10年以上が経ってもなお、MMRワクチンが自閉症を引き起こすと主張する内容の映画である。

同年3月には、自閉症の息子を持つ俳優ロバート・デ・ニーロが、自身の主催するトライベッカ映画祭で「Vaxxed」をプレミア上映すると発表。翌日には全米小児科学会が抗議の声明を出し、上映が中止となるという騒ぎもあった。しかし、デ・ニーロは、その後も人気トーク番組「TODAY」に登場し、MMRワクチンが自閉症を引き起こし、米CDCと製薬会社とが癒着している可能性について触れたうえで「Vaxxed」上映の重要性を改めて強調し、アメリカの反ワクチン感情に火をつけた。

結局、「Vaxxed」は、根強い反ワクチン感情を追い風に全米各地で上映され、多くの政治家や市民団体の支持を獲得。その後、トランプは2017年1月の大統領就任舞踏会にもウェイクフィールドを招き、世界中の医師や科学者に衝撃を与えた。

ロバート・デ・ニーロとケネディJr

興味深いことに、デ・ニーロは大の反トランプとして有名だ。テレビや雑誌の取材、大統領就任式当日にトランプタワーの前で行われたハリウッド関係者のデモでも、激しい批判を行っている。

また、トランプが、ワクチン問題に関して接近したもうひとりの人物、民主党議員のロバート・F・ケネディJrも反トランプである。２０１７年１月10日、トランプ新政権ではワクチンの安全性を問う新委員会（Vaccine Safety and Scientific Integrity）の設置が検討され、委員長にケネディ元大統領の甥である、ケネディJrに就任が打診されたと報じられた。２０１７年１月10日付の「サイエンス」誌によれば、ケネディJrは電話取材に答え、米CDCが現在推奨しているワクチンスケジュールを見直すことや、CDCの利益相反を軽減させること、またCDCがきちんと科学的な仕事をするよう管理する必要性などについてトランプと話し合ったと語ったという。また、トランプは、寓話はサイエンスではないが、寓話的証拠が十分にある場合、それを傲慢にも見逃してはいけないと話したともしている。

ケネディJrは、水銀ベースのワクチン添加物「チメロサール」が自閉症を引き起こしているとの主張で知られる人物である。チメロサールによる薬害は証明されてはいないが、チメロサール入りのワクチンは２００１年にはアメリカの市場から消えている。

トランプは２０１４年３月28日、「元気で小さな子どもたちは医者にいくつもワクチンを打たれると気分が悪くなり変化が起きる――自閉症だ。そういうケースがたくさんある！」とツイートして以来、MMRワクチンは自閉症を起こすという迷信を支持する姿勢を貫いている。トランプの行動だけをとって見れば自閉症の子を持つ親たちからの支持を集めるためのものに過ぎないというきらいはあるが、アメリカ社会で非常に特徴的なのは、政治的な左右どちら側にもワクチンに否定的な人（anti-vaxxer）が存在することだ。

親トランプな人には、そもそもワクチンに反対する人が多い。大きな政府に反対し、ホームスクーリングを好み（言い換えれば、家庭教師をつけてホームスクーリングをする経済的余裕があり）、福音派プロテスタントと親和性が高い。アメリカにおけるホームスクーリング人口は約200万人。その多くが福音派で、福音派はアメリカ人口の4分の1を占めると言われている。

アメリカにおけるワクチンは、自分が病気にかからないためではなく、他人にうつさないためという観点から、多くの州で事実上、義務化されている。ワクチン接種歴を証明する書類がなければ義務教育の公立学校にすら行くことができないが、個人の信条に基づきワクチンを拒否する権利の一環としてホームスクーリングが認められている。聖書に書いてあることを事実とする福音派の家庭の多くは、ワクチンをはじめとする標準医療に不信感を持ち、学校で子どもたちが進化論を教わることを嫌って、ホームスクーリングを選択する。また、ワクチンを含む医療に関する政策は州政府に決定権があるため、共和党へ投票する傾向にあるという。

一方、反トランプの左翼系反ワクチン論者は、大きな製薬企業に象徴される資本主義、政府や医師・科学者といった専門家に対する反知性主義的な立場から、標準医療に疑念を抱き、代替医療やオーガニック食品を好む傾向にある人たちである。政府や専門家の背後には製薬会社との利益相反がある、との陰謀論を唱えるのもこのグループだ。日本の反ワクチン論者の多くも、このグループに入る。多くの場合、反安倍政権、反原発、反安保などとセットになっているのが特徴だ。

このことについて、以前、放射能と子宮頸がんワクチンについて筆者と行った対談の中で、福島県出身の社会学者・開沼博《かいぬまひろし》氏はこう語っている。

「それはこの言説を追っている人の中では完全に常識ですね。グローバルな社会運動の歴史の転換点は70年代にある。それまでマルクス主義ベースの政治の問題を扱った運動が衰退する中で、公害やオイルショック、ベトナム戦争などを受けてエコロジーなど生活の問題が大テーマになっていく。赤から緑への転換とも言えますが、緑のエコ運動の中には、反資本主義、反科学、反人工物などがある。思考停止してそのセット志向に従っておけば、政治的に考えた感じになれて周りと共感しあって安心できる」（「Wedge」２０１６年5月号「放射能・ワクチンへの不安カルト化からママを救うには」）

一方、反知性主義とは、単なる非科学的・非論理的な思考ではなく、「権力」と結びつくと見なされる知性を敵視し、さげすむことである。これまでにも学者や科学者、ジャーナリストなどが批判の矛先となってきた。アメリカでも日本でも、反ワクチン運動が単なるワクチンサイエンスの否定にとどまらず、医者や科学者、学会、厚労省、WHO、米CDCなどに対する過剰とも言える攻撃性が特徴的だが、日本では、その矛先がさらに広い。

日本における反子宮頸がんワクチン運動では、ワクチンの薬害を否定する専門家だけでなく、薬害を否定する判断材料のひとつとなる元患者、すなわち、ワクチン接種後の症状から治った少女たちも攻撃の対象となる。子宮頸がんワクチンを接種した後から始まったというけいれんや歩けないといった重い症状でも、時間をかけて、大学入学などの生活や環境の変化とともに良くなり、「もうそのことには触れないでほしい」と言うくらいにまで元気になっている子たちも多い。しかし、今は「ワクチンのせいではなかったのかも」と思っていても、そう口にすれば「ワクチンのせい」と主張する人たちから攻撃されるため、表に出てこない。治ったという話もあるにはあるが、ほとんどが治った子の親たちが語る話であり、このこと自体が、背景にある問題の複雑さをうかがわせる（終章「母と子」参照）。

子宮頸がんサバイバーやがんで家族を失った人への攻撃もある。かつては顔と名前を出して、子宮頸がんの悲しみや苦しみ、予防の大切さについて語っていた人たちが、男遊びしてなった、製薬会社からカネをもらってワクチンを勧めているなどと言いがかりをつけられ、誰も表に出なくなったと聞く。そのため、最近の子宮頸がん予防キャンペーンは、検診は勧めるがワクチンは勧めないスタイルだ。がんに傷つけられた人たちが、ワクチンを憎む人たちにさらに傷つけられ、声を上げられなくなるという信じがたい状況がある。

いわば拡大反知性主義とも言えるいきすぎた状況の中、この約4年間で『新薬の罠』『ワクチンの罠』『母子手帳のワナ』という3冊の「罠（ワナ）」を冠した本が出版された。いずれも標準医療の背景には製薬会社や国家の陰謀があるという、根拠薄弱な主張をしていることが特徴だ。2017年11月には、がんは治療するなという主張で有名な近藤誠氏が『ワクチン副作用の恐怖』を刊行した。

世界へ広がるワクチン不安

子宮頸がんワクチンへの不安や恨みは、子宮頸がんで命や健康を失った悲しみを上回るエネルギーを持つ。日本では行政もメディアもアカデミアも、長らくそれに呑まれ思考停止したままであったが、世界は国家賠償請求訴訟にまで発展した日本の子宮頸がんワクチン問題に目を向けていった。

筆者の初めての論説を載せた新聞は、日本の新聞ではなく、「ウォール・ストリート・ジャーナル」紙（２０１６年11月25日付）だった。タイトルは「日本の反ワクチンパニック拡散を止めること（Stopping the Spread of Japan's Antivaccine Panic）」。世界に飛び火した日本の子宮頸がんワクチン問題に触れたものだ。

厚労省記者クラブと外国人記者クラブで記者会見を行った裁判期日翌日の12月７日（ウェブ版は６日付）、筆者の裁判を唯一取り上げたのも、「フィナンシャル・タイムズ」紙だった。日本の女子高生の写真と共に「子宮頸がんワクチン問題をめぐり日本人医師が法廷へ――がん予防ワクチン危険説への割れる議論の中、名誉毀損訴訟開始（Japanese doctors go to court in dispute over vaccine）」という記事を国際面に大きく掲載した。

ＴＢＳ取材班がＨＡＮＳの名付け親・西岡久寿樹氏を連れて撮影を行ったデンマークでは、２０１５年３月、ドキュメンタリー番組「ワクチンを接種した少女たち」が放送され、初回接種率は92％から54％に低下。２００３年生まれの少女たちの３回接種率は80％から29％にまで下がった（２０１７年現在）。

学校接種により、２０１０―２０１１年度には80％の接種率を実現していたアイルランドでも、被害を訴える人たちの団体R.E.G.R.E.T.によるラジオとソーシャルメディアを使った活発な反ワクチンキャンペーンを背景に、２０１６年９―10月の初回接種率は50％にまで低下している。

２０１６年、アイルランドでは、自閉症にも治療効果がある万能薬として、ジェネシスⅡ（"Genesis"は聖書の「創世記」の意）教会が販売した〝漂白剤〟「マスター・ミネラル・ソリューション（ＭＭＳ）」による健康被害が発生した。嘔吐や吐血などを訴える子どもたちが相次いだが、教会側は「ＭＭＲワクチンに含まれた金属を排出しているだけの正常な反応」と主張。これに対し、２人の自閉症の子どもを持つフィオナ・オレイリーは、悪いのはＭＭＲワクチンではなくＭＭＳだと反論。「自閉症の悪用お断り（Stop autistic abuse）」を掲げ、ウェイクフィールドの反ワクチン映画「Vaxxed」（本書２０８頁）のアイルランド国内での上映禁止を求める嘆願書も提出した。

オレイリーと子宮頸がんワクチンに直接の関係はない。しかし、ウェイクフィールドと連携して、ＭＭＲワクチンの薬害も主張し始めていたR.E.G.R.E.T.は、オレイリーに対するヘイトキャンペーンを始めた。R.E.G.R.E.T.とは英語で「後悔」を意味し、Reactions and Effects of Gardasil Resulting in Extreme Trauma（子宮頸がんワクチンのひとつ、ガーダシルの影響と反応による極度の傷）の頭文字だという。２０１６年12月、筆者はアイルランドのポッドキャスト"Here's How"の取材を受け、その録音はフィオナ・オレイリーへの取材とともに放送された。

特定のワクチンに対する反感は、すべてのワクチンに反対する感情へと、ひいては標準医療や科学全般を否定する方向へと過激化していく。日本でも、「被害者の会」の事務局長の池田利恵日野市議が、２０１６年秋、定期接種になったばかりのB型肝炎ワクチンの安全性に関し日野市長宛てに質疑を行うなど、別のワクチンにまで横断的に反対する動きが見られた。

国賠訴訟まで起こされても反ワクチン運動対策をとらない日本とは異なり、ヨーロッパでは政府とアカデミアが協調して反ワクチン運動に対処している。デンマークは２０１５年秋、日本にも非公式の調査団を送ったうえで、欧州の薬事当局ＥＭＡ（欧州医薬品庁）に疾患データベースを解析させ、ＨＡＮＳを否定するデータを発表した。それでもワクチン接種率は下がり続け、反ワクチン対策は一時トーンダウンしていた。しかし、２０１７年5月の欧州ワクチン週間では、メアリー皇太子妃がＷＨＯのビデオメッセージに登場し、「ワクチンに関するどんなしつこい噂も『ワクチンは命を守る』という真実を上回る説得力を持たない」と発言した。

それと前後してアイルランドでも、「フェイクニュースとＳＮＳによりがんを予防する子宮頸がんワクチンの接種率が下がっている」というアイルランド医師会代表の発言を受け、弱冠28歳のハリス保健相が、「命を守ろうとする医学的努力が、たわごとを広げる人たちによって妨害されている」と発言して反ワクチン運動を一蹴。「私はワクチンについてのアドバイスをソーシャルメディアではなくＥＭＡやＷＨＯから受ける」「ワクチンに関するアドバイスをするなら医者になってくれ。医者でないのなら、保健政策に立ちはだかるな」などともコメントし、反ワクチンに毅然と対する態度を示した。

２０１６年11月、オランダでもテレビ番組「Zorg.nu」でワクチン接種後に不調を訴える少女や母親のインタビューを中心に構成された特集が放送された。しかし、番組が放送された日の夜には、国立公衆衛生環境研究所（ＲＩＶＭ）が、番組で触れられた内容を逐一否定するデータをウェブ上で公開した。関係者の間では、反ワクチン感情の早期封じ込め例として語られることもあるが、２０１６年、対象年齢となった子どもたちの接種率は６％減少した。

＊デンマークのドキュメンタリー映画「ワクチンを接種した少女たち "The Vaccinated Girls – Sick and Betrayed."」（英語字幕あり）https://vimeo.com/170557906

＊オランダのテレビ番組 Zorg.nu の子宮頸がんワクチン特集（オランダ語のみ）https://zorgnu.avrotros.nl/uitzendingen/15-11-2016/hpv-vaccin/

科学への「口封じ」としての訴訟

ベストセラー『代替医療解剖（Trick of Treatment?）』に収録された「文庫版訳者あとがき」で、翻訳者の青木薫氏が、2008年、著者のサイモン・シンが英国カイロプラクティック協会から起こされた名誉毀損の訴訟について解説している。

シンは『代替医療解剖』の刊行にあわせて「ガーディアン」のウェブ版コラムで、子どもの腹痛や喘息などを治療できるとして子どもに施術しているカイロプラクターがいると書いた。英国カイロプラクティック協会はそれに対し、まるで協会の指導部がそれと知りつつあたかもインチキ療法を許しているかのように読め、名誉毀損であるとして法廷に訴えた。

日本の名誉毀損訴訟では、被告が敗訴することが圧倒的に多い。イギリスでも以前は同じ状況があり、科学者や医者、ジャーナリストに対する事実上の口封じとして、名誉毀損で訴える場合にはイギリスをわざわざ裁判地に選ぶという、イギリスへの「名誉毀損ツーリズム」が国際問題となっていた。

シンのケースでも、予測どおり一審ではシンが敗訴した。しかし、その判決を受け、科学者やジャーナリスト、ひいては有名司会者や芸能人などが、シンの応援に立ちあがった。

結局、控訴審ではシンの主張が認められ、それを受けたカイロプラクティック協会が名誉毀損の訴えを取り下げた。筆者も経験していることだが、裁判というのは、時間もお金もエネルギーも奪われる。結果は勝訴だったものの、シンの裁判が終わるまでには2年の歳月と20万ポンド（約3000万円）の支出を要した。

イギリスでは、このシンの裁判と、2007年にイギリス人心臓外科医、ピーター・ウィルムズハーストがアメリカの医療機器メーカーに訴えられた裁判が契機となり、「大企業は、問題とされる記述の文言により、甚大な経済的損失を被ったこと、または損失が見込まれることを示さない限り、名誉毀損に訴えることができない」という、2013年の名誉毀損法改正に至ったと言われる。もっとも、イギリスの科学者やジャーナリストからは、このふたつの裁判は氷山の一角に過ぎず、いくつもの同じような裁判が繰り返された後にやっと実現したことなのだと聞く。イギリスにはこんな事情があったこともあり、ジョン・マドックス賞の授賞式で訪れたロンドンでは、筆者が名誉毀損で訴えられているという事実が大いなる同情と共感をもって受け入れられていた。

青木氏はシンの裁判について、明らかに不十分な内容であるにせよ、「裁判所はこれにより、科学上の問題は、煩瑣《はんさ》な法廷論争によってではなく、科学論争によって決着されるべきであるとの考えを示したといえよう」と記している。

シンの裁判が始まってから控訴審が終わるまでに2年、法律が書き換えられるまでには5年がかかった。日本は裁判に時間がかかることでも有名だが、筆者に起こされた名誉毀損訴訟では、途中で裁判長の交代があったこともあり、一審だけで2年近くがかかると見込まれている。弁護士の間では、「裁判長が代わると裁判は半年延びる」と言うそうだ。筆者が「ネイチャー」から与えられたジョン・マドックス賞の審査委員会も、「言論を封じるための法的手段」と池田氏からの名誉毀損訴訟を厳しく批判したが、非英語圏の日本には海外からの細かな目も届きにくく、結審にも法改正にも大変な時間と努力が必要とされるだろう。

いわば「訴えたもの勝ち」の法制度は、科学不正を指摘する声を萎縮させ、科学不正をごまかすための温床ともなる。「科学と司法の分立」は、今後、日本でももっと真剣に議論されるべきだろう。

陰謀論の背景——サイエンス・公衆衛生・ビジネス

製薬会社の社員の平均年収は病院に勤める医師の平均年収を上回ると言われ、その給料の高さや潤沢な経費が、ワクチンの価格をつり上げる一因となっている。ビジネスの原則に基づいて得られた莫大な利益は投資され、新しいテクノロジーを凝縮させたワクチン開発の原動力となって、安定供給をもたらす。しかし、高騰《こうとう》したワクチン価格が、ワクチンの普及を妨げる原因となっていることは紛れもない事実だ。

「ワクチン学の父」と呼ばれ、ワクチン学のバイブルと呼ばれる『Vaccines』の編者でもある、スタンレー・プロトキン医師はこう言っている。「大学の研究室やラボではシードを作ることは可能であっても、いまやメーカーの開発力や洗練された施設なしにワクチンを製造することは不可能だ」

企業は、一流の研究者を囲い込んで優れたワクチンを開発し、キャンペーンを張り、ロビー活動を展開してワクチンをいち早く世に出すために膨大な資金を惜しみなく投じる。安全性が十分に確立していないワクチンを世に出せば、健康な人に被害を与え、会社も甚大な損失を被るばかりか、メーカーの信用問題、ひいてはワクチン政策の是非の問題にもつながるため、治験に治験を重ね、効果が高いだけでなく安全なワクチンを作ることは必須だ。

健康な人に投与して病気を予防するために用いられるワクチンは、一般の治療薬とは異なり必要性が理解されづらい。そのため医師や専門家を巻き込み、公衆衛生学的見地からの啓蒙活動をすることは珍しくない。公費助成や定期接種化はメーカーにとって売り上げを左右するポイントであり、コストを抑えて安定供給を実現するためにも必要なので、政策向けのロビー活動も実施される。

つまり、どんなに良質のサイエンスでも、ワクチンとして製品化し普及させるためには、企業の力と資本主義の原理が必要であり、たとえ公衆衛生に関わるものであっても、利益を得られるビジネスとして成立させる必要がある。

ワクチンそのものはサイエンスの結晶だが、公衆衛生であり、ビジネスでもある。そのため、ワクチン学は医者として患者を診たり、病気の研究をしたりしているだけでは全体像の分からない非常に複雑な専門分野となっている。結果として、「産業としてのワクチン＝ビジネス」を敬遠する医者や役人に対して、ビジネスサイドが積極的にワクチンサイエンスに関する情報を提供し、教育していかなければ全く話が進まないという現状が、製薬会社と医者と国はグルだといった陰謀論の源泉となっている。

ワクチンサイエンスもワクチン行政も、ビジネスとの絶妙なバランスの中で進歩する。しかし、ワクチンは目に見えないから不安につながりやすく、誤った情報が拡散しやすい。「病気にならない」という未来のベネフィットは見えづらく、「病気になる」という現在のリスクは、陰謀論と結びついてクローズアップされやすい。

不安を抱える人たちには、陰謀論につきものの「製薬業」という分かりやすい巨大ビジネスを逆手に取る「代替医療」という各種スモールビジネスも忍び寄る。代表例として、前述のビタミンパルス療法があり、がんにも放射線被ばくにもワクチンの副反応にも効くというが、エビデンスに乏しい。

不安を利用して活動する「支援者」については、先に挙げた放射能と子宮頸がんワクチンについての対談の中で、開沼博氏が以下のような分析を加えている。

これはトラウマを抱えた自主避難者などの不安当事者側ではなく支援者側に責任がある問題です。支援者といっても、事態を悪化させている、かぎかっこ付きの「支援者」です。NPO、法律家、自称ジャーナリスト、自称専門家など多様な主体で構成され、共通点は勉強していないことです。

言説を分析すると、放射線に関する知識をほとんど持っていない。にもかかわらず、「危ない福島」を前提にしながら、不安には寄り添わなければならない、自分たちは正義だと自己正当化する。原子力ムラならぬ、「不安寄り添いムラ」が形成されています。

これに対しデマの実害を指摘する声が強まる一方、「それでは弱者の不安に寄り添っていない、あまり批判するな、楽しくやろう」というノーテンキな反・反デマ言説がデマ温存に加担するのがこの1年の状況です。不安は絶対的に肯定されるなら、ヘイトスピーチやIS（イスラム国）も圧倒的な不安感をベースにした運動であり、肯定されてしまう。こういう悪しき相対主義は、差別、暴力を助長し、それを正す動きを阻む。

それを利用して、「声をあげる専門家らは、不安にさいなまれる弱き人を潰そうとしている人たちだ」という印象を外野の聴衆に与え、圧力をかけて言論を潰すというのが不安寄り添いムラのやり口です。「支援者」は不安当事者とある種の共依存関係をつくり、得られる限りの利得を得続けていく。

（「Wedge」2016年5月号「放射能・ワクチンへの不安 カルト化からママを救うには」）

繰り返しになるが、子宮頸がんワクチン接種後の少女の中には「心因性=情動に装飾された身体症状」という診断を受け入れることができず、ワクチンのせいだと不安を募らせて症状を悪化させるケースも多い。そんな少女たちは、大多数の「まっとうな医師」よりも、薬害だと断じ、一緒に戦ってくれる医師や弁護士、自称ジャーナリストなどのカギカッコ付き「支援者」が自分を救ってくれるものと信じる結果につながる。一方、ワクチン不安を抱えた少女は、「薬害を見つけた」と主張することで利得を得る「支援者」にとって、欠くことのできない存在となっている。

終章

母と子

それでも魔法を信じたい

ポール・オフィットは、自著『代替医療の光と闇——魔法を信じるかい？』の中で、自閉症の治療薬としてのセクレチンのブームについて、こんなエピソードを紹介している。

１９９０年代後半、世界がまだＭＭＲワクチンが自閉症を引き起こすと信じていた頃、ビクトリア・ベックという女性が、消化管ホルモンのひとつであるセクレチンが自閉症に劇的に効くと言い出した。自閉症の子どもたちをふたつのグループに分け、生理食塩水とセクレチンをそれぞれ静脈注射して観察したところ、生理食塩水のグループでもセクレチンのグループでも、子どもの症状が改善したと答えた親の割合は同じだった。つまり、セクレチンには「ただの水と同じ効果しかない」ということが分かった。ところが、その結果を聞いた親の69％は、引き続き高価なセクレチンを使いたいと答えたという。

オフィットはその理由をこう説明する。

「親はそのくらい切実なのだ。（中略）自宅を担保に入れてローンをして、老後資金を解約して、偽りであっても希望を約束してくれる人を探す。たとえ偽りの希望であると知っていても」

わが子の病気の原因を見つけ、治療法を探してやりたいと思う親の気持ちの前に、科学や医者の説明は驚くほど無力だ。一度信じた被害や効果を信じる気持ちは、どんなにそれを否定するデータを示されても簡単に消えることはない。ウェイクフィールド事件前後のイギリスのMMRワクチンの接種率の推移を示したグラフ（本書200頁）をもう一度見てほしい。落ち込んだ接種率が、ウェイクフィールドが論文を発表した1998年当時の接種率である90％超にまで回復するのに何年かかっているだろうか。8年である。

ただでさえややこしい思春期に接種する子宮頸がんワクチンの場合、幼少期に接種するMMRワクチンよりも問題は複雑だ。親もワクチンのせいだろうと言えば、やっぱりそうかもしれないと思う。心のどこかでは、ワクチンのせいではないかもしれないと思っても。

ワクチンを打たせたと自らを責め、自分のために頑張ってくれている親を見れば、そんなことは言えない。親の子を思う気持ちは、時に子どもを苦しめ、時に癒やすこともある。

本書の最後では、子宮頸がんワクチンのせいかもしれないと苦しんだ、あるひとりの少女の壮絶な物語を通じて、大人が子どもと向き合うことの意味を考えたい。

ワクチン接種後であれ、未接種であれ、雑誌を買う小遣いも惜しい、ひとりでも多くの少女たちに読んでほしいとの思いから、「Wedge」本誌だけでなくウェブ版での無料掲載を考えた記事だ。しかし、薬害を主張する人たちからのインターネットを用いた攻撃を恐れる、物語の主人公である少女の強い希望で、それは差し控えることとなった。以下、ここに収める。

緑色のダッフルを着た少女の足と手

東京スカイツリー。東京に暮らす他の忙しい大人たちと同様、私はこの街の新しいシンボルに行ってみたいと思ったことはない。「東京だったらスカイツリーに行ってみたいです」。少女の言葉で、私の診ているある患者さんからのいただき物のことを思い出した。

東京の明るすぎる夜空を作っている要素のひとつであるスカイツリーの中には、プラネタリウムがある。星空に餓えた都会の人たちのためにここで上映される臨場感ある星空が、職人の作ったミニチュアの地道なコマ撮りに支えられていることはあまり知られていない。いただき物というのは、「職人」と書いた30代の女性の患者さんがくれたプラネタリウムの入場券だ。丹精込めて作った星空が高く評価されればされるほど仕事はやってくるが、プレッシャーは大きく、ひとりの作業では追いつかない。ある日、彼女の大切な右手は動かなくなってしまった。

「プラネタリウム……素敵ですね、ぜひ行きたいです。先生の患者さんが作ってるんですか」

そう答えた少女は高校3年生の山口彩（仮名）。髪を低い位置で一本に束ね、淡い緑色のダッフルコートを着た少女は、この春、東京にある医療系の大学へ進学する。緊張していると言うが表情は明るく、どこにでもいる普通の女の子だ。ドリンクバーに飲み物を取りに誘うと、少し足を引きずるように歩いた。

子宮頸がんワクチンを接種したのは、中学2年生の9月、11月、3月。中2の終わりまでに3回の接種が終わっている。「ワクチンのせいかもしれない」と考え始めたのは高3の5月頃だが、思い返してみると2回目のワクチン接種後から体調がすぐれない。子宮頸がんワクチンは「すごく痛くてシラタキが入ってくる感じ」と聞いていたが、痛みは思ったほどではなかった。けれども、1カ月くらいすると頭痛と頻脈《ひんみゃく》が始まった。大学病院の小児科で検査したが、脳の異常は認められず起立性調節障害との診断を受け、いろいろと薬をもらった。

大きく体調を崩すきっかけとなったのは、高1の夏のことだ。高校に入った彩は、中学でも3年間所属した吹奏楽部に入った。野球が強いことで有名な彩の高校は、その夏も甲子園を目指して勝ち進んでいた。野球の地方予選と吹奏楽コンクールのための合宿が重なった。昼間はマイクロバスに乗り込んで野球の応援に、夕方は学校に戻って遅くまで吹奏楽の練習をするハードな生活だった。

合宿の最終日、応援と練習を終え、大きな荷物を持って駅のエスカレーターを上りきったところで意識を失った。一緒にいた友達が救急車を呼んでくれた。診断は熱中症。このところ水を飲んでも吐き、食欲のない状態が続いており、炎天下での野球応援中も水分が取れていなかった。

救急搬送された整形外科には1週間入院した。ところが、回復したつもりなのに、母親は「歩き方が変だ」と言う。自分では痛くないし、歩けている。力が入らないわけじゃない。この時、「精神的なものだね」と医者がつぶやくのを聞いた。大学病院の小児科に転院してさらに1週間入院したが、検査もリハビリもなかった。

その後、足の状態はますますおかしくなっていった。近くの整形外科を受診すると腱反射（膝の下を叩くと足がポンと上がるなど筋肉に刺激を与えることで見られる正常な神経の働きによる反射）が出過ぎだと言われたが、いくつもの病院で調べても原因は分からない。そして高3の5月、現在通っている大学病院の神経内科に紹介された。ちょうど「子宮頸がんワクチンのせいかもしれない」と思い始めた頃だったので、紹介先を見て驚いた。子宮頸がんワクチン接種後の子どもたちを診ているところだったからだ。

吹奏楽部は高2の初めにやめていた。高1の夏に倒れた時、顧問の教師に「もう完成しているから来ないで」と言われ、コンクールには出してもらえなかった。「病院で電話で話して、超泣いた」と彩は言う。

3時間お風呂に入ってもきれいになった気がしない

そんな彩には中2の頃から持病があった。強迫性障害（いわゆる潔癖症）だ。お風呂に3時間入ってもきれいになった気がせず、頻繁に手を洗うなどの状態が続いていた。熱中症で倒れた時に転院した小児科にはこの頃から通っており、臨床心理士による面接を受けていた。精神科からは不安障害やうつ病の治療に用いるパキシルをもらって飲み始めた。

人生初めての入院は、中3の11月のこと。「親とものすごく仲が悪かったので、単に親から離すためのものだったと思う」という医者の指示による4日間の入院では検査も治療もなかった。

しかし、退院後に過呼吸発作が起きた。通りがかりに、救急車で救急隊員が患者の心臓マッサージをしているのを見た時のことだ。意識はあり、目もあいていたが、耳が聞こえなくなり、手が伸びない感じがした。別の救急車が来て搬送された。体調が悪いのに学校に行けという親と喧嘩《けんか》して学校まで歩いた時も、プリントをもらいに行った職員室で担任の顔を見てほっとしたのか過呼吸になった。

翌年1月、また同じように4日間、何もしない入院をした。しかし、それから1ヵ月後の中3の2月、今度は足がつっぱり、うまく歩けないようになった。体重減少、嘔吐、関節が滑らかじゃない感じなどの症状が現れ、再び2週間入院した。「そういえば、受験直前だったので病院で勉強していました」と、彩は当時を振り返る。

*

「親も私もその気になってました。きれいな服を着ていくつも音大を見に行って、自分でもお嬢様だなって。小5か小6の時のことです」

小さな頃から毎日、彩が奏でてきたのは、音大を目指して挫折した母親が実家から持ってきた古いピアノだ。ヤマハ音楽教室に3歳から通い始め、小1の時には特別コースに入った。中1の時には音大生が受けても合格できないグレード4の試験に合格した。周りは大人ばかりだった。嬉しかった。

「でも私のピアノはダメダメなんです。手がバタバタしてて。コンクールは小1から小

6まで全部出たけど一度も入賞したことがありません。きょうだいはピアノが嫌いで小6でやめちゃったけど、私より才能があって2回入賞しています」

親との関係はこの頃、あまり良くなかった。「あぁ、『小5』っていう文字が今でも思い浮かびます。小5の夏休みにお母さんが全教科のドリルを買ってきて、毎日ここからここまでって全部お母さんが決めて、採点もお母さんがやるんです。死ぬほど嫌でした」

高校は偏差値50ぐらいのところを志望した。狙っていたのは偏差値60以上のところだったが、結局受けなかった。

「自分より下のところでトップになって優越感に浸りたいって。大学は推薦で受かったんですが、もっといい高校に行ってたら推薦なんて無理だったと思う」。学校にはあまり行くことができていないが、彩の成績は学年で4位だ。

身体化する不安と痛み

中2のワクチン接種以来体調を崩し、高1の夏に倒れてからさらに体調を悪化させていた彩が、初めて「良くなった」という変化を感じたのは高3の夏休みだ。

「神経内科でステロイドパルスをやったのは高3の6月です。痛みは良くなったけど、足がフワフワするっていうか、不快に軽くなったので1回だけでやめました。トイレの水の流れる音が『ラファ』から『ソミ』になっちゃった。『免疫吸着』は2回やっています。ステロイドパルスの時に学校を1カ月も休んじゃったので、1回目は夏休みを待ってから、2回目は冬休みに。ステロイドパルスがダメだったから免疫吸着にも期待していなかったのにびっくりするくらい良くなって、関節のギギギッていう感じが滑らかになり、1分間に200あった脈も150くらいになって、歩きやすくなりました」

ステロイドパルスとは大量のステロイドを点滴する治療法で、効果も強いが副作用も強いことで知られる。病気の原因とその病気への効果が確認されている場合に使うのであれば良いが、異常のない人にむやみに用いれば、当然、体調は悪くなるだろう。HANSが起き、神経の症状が出ていると主張する医師たちの間では、自己免疫疾患によく用いるステロイドパルスが標準的治療法となっている。

都内にある複数の大学病院では、HANSを提唱する西岡久寿樹氏が院長を務める霞が関アーバンクリニックでステロイド治療を受けて体調が悪化し、セカンドオピニオンを求めてくるケースがあとを絶たない。

「怖くなってうちに来たという患者さんもいます。うちで投薬せずに診ていた患者さんがアーバンクリニックにセカンドオピニオンを求め、かなりの量のステロイドと免疫抑制剤を投与されて体調が悪化し、結局、またうちに戻ってきて薬をやめることから治療し直すケースもあります」（ある都内大学病院の医師）

彩が良くなったという「免疫吸着」もステロイドパルスと同様、自己免疫疾患に使うことのある血漿交換療法の一種だ。血漿交換は、血液の液体成分である血漿から、特殊なフィルターを用いて自己抗体など病気の原因物質だけを除去し、きれいになった血漿を再び体内に戻す治療法である。つまり、全身の血を濾しながら抜いて、入れ替えるのだ。高価なうえ、除去できるとされる自己抗体が決まっているため、実施は慎重に検討する必要があるが、子宮頸がんワクチンを打った患者たちに特徴的に見られる、除去すべき自己抗体というのも聞かない。

「自己抗体は何も見つかりませんでした。他の検査も、脳の血流が少し低下して、腱反射異常が見られるというだけで、大きな問題はなし。脳血流低下も腱反射の異常も理由は説明できないが、ワクチンを打った後に起きているし、別の原因かもしれないけど、症状は自己免疫っぽいからという感じで免疫吸着を勧められました。2回やって良くなったので、もう一度やらないかと勧められています。明細を見たけど2週間入院して1回が10 0万円くらいでした」と彩は言う。

ある小児免疫を専門とする医師は言う。

「免疫吸着については原理が分からず、理解できません。免疫吸着がもし自己抗体だけを取り除くことができる画期的な治療なら、多くの自己免疫疾患で第一選択の治療法になっているでしょう」

HANS治療は、ステロイドパルスや免疫吸着にとどまらない。私は子宮頸がんワクチン接種後に痛みを訴える少女たちに「脊髄電気刺激療法（SCS）」を行っているという脳神経外科医を訪ねた。SCSとは、体にメスを入れて脊柱管内（硬膜外）に金属の電極を埋め込み、電流を送ることで痛みを脳に伝える物質を減らし、痛みの軽減を図る治療法だ。保険もきくが、日本では実施してよい年齢や疾患に関する明確なガイドラインがない。

「ワクチン脳症ですよね？　かなりの医療被害になると思うな。痛みや意識消失、学力低下、不随意運動なんかがあって、全然治らないから途中で見捨てられちゃう。ワクチン脳症に限らず、他の先生がSCSをやらないと判断した患者さんでも、僕のところではやります」と医師は言う。

この医師は15年間で800例のSCS手術の実績を持ち、子宮頸がんワクチン接種後の少女2人にもSCSを実施したという。医師に「ワクチン脳症」による痛みと、思春期にありがちな心的背景のある痛みとの違いを問うと、「精神科で診ていないんだから精神の病気じゃないですよね」と答える。また、「ワクチンを打った患者さんでも打ってない患者さんでもよく似た症状がありますよね？」と聞くと、「そうか……そうだね、じゃあワクチンは関係ないかもしれないね」と言った。

一方、疼痛治療の基本は運動療法と心理療法にあると考える大学の准教授はこう言う。

「SCSに限らず、点滴や手術など身体への侵襲性の高い治療ほど患者は満足し、一時的にはすごく良くなります。でも、また痛くなってくるので、患者さんはもっともっとと、より侵襲性の高い治療を求めるようになる。もちろん、手を尽くしても治りづらい疼痛はありますが、検査で異常がないのに、子宮頸がんワクチンを打ってから全身が痛いとか歩けないとか言っている女の子の場合、けいれん症状を伴うような重症でも、運動療法と心理療法を続ければ大抵は半年ぐらいで良くなったと感じ始めます」

必要がなくても、生理食塩水を点滴するだけで具合が良くなる患者は多い。

「ちなみに僕が留学していたのは、世界で初めてSCSを開発したワシントン大学の学際的疼痛センターですが、担当の脳神経外科医は『私は最初の10年は狂ったようにSCSを入れ、次の10年は狂ったようにSCSを抜いた』と自嘲《じちょう》していました」

子宮頸がんワクチン接種後に起きた激しい痛みの原因が特定できず、病院を転々とした後に前出の医師を訪れ、SCS手術を受けた少女がいた。痛みは10から7くらいになったというが、その後、メーカーからもっと深く広く刺さる新しい電極を紹介されると、もう一度電極を埋める手術をしたという。

＊

身体化や身体表現性障害（34頁）は心が原因の病気という誤解があるが、心がきっかけとなった「身体の病気」である。

例えば、両親が離婚の話し合いを始めたとたんに突然、左足が動かなくなった小6の女の子。リハビリとカウンセリングを続けてもあまり効果がなかったが、両親の離婚解消が決まると急に動きが良くなった。これには親も驚いた。しかし、いったん動かなくなった足は簡単には元に戻らない。「動かせない」という指令を出す脳の誤作動は原因が取り除かれても続き、動かさなかった筋肉は衰えているからだ。離婚解消から半年以上経った今も、少女はまだリハビリを続けている。

身体化はストレスだけでなく、恐怖、不安、痛み、怒りなど様々な情動がきっかけとなって起こる。大きな交通事故を起こして無傷でも、棘が刺さっただけでも、転んだだけでも、注射針を刺されても、全身疼痛や歩行困難のきっかけとなる。自覚的なきっかけがない例も少なくない。テレビでよく見る、子宮頸がんワクチン接種後に起きているというあの激しいけいれんも、多くが脳波異常を伴わない「偽発作」(29頁)で、身体化の代表例だ。

神経と精神の神学論争と「白木4原則」

両親の離婚で足が動かなくなった子の話を聞いた彩は、しばらく沈黙してからこう言った。

「きっとだいたいの子は分かっていると思います。でも、なんだかもやっとした気持ちが残りますね。具合が悪かった時、本当はもうちょっと優しくしてほしかったのかも。実は、後輩で私と同じ症状で同じ病院に通っている子がいるんですが、救急で点滴してもらえてたのが分かったんです。他の子も同じ対応だったら諦めがつくけど、なんで？って思いがずっとあります。ちゃんとしてもらえる例もあるんだって。中3の時から、このことを思い出しては3カ月に1度くらい腹を立てるっていうことを繰り返しています。いや、毎日考えているかな……」

彩は続けた。

「大学病院の小児科の主治医は最悪だった。具合悪くて行ったのに、『何でこんなので来たの？　点滴してほしいって思ってんでしょ。本当に痛いの？』って言われて、どこからそういう思考ができるんだろう！　って思った。あの人は体の病気にしか興味がない。点滴してほしいんじゃない。カウンセリングでも何でもいいから、ちゃんと対応してほしかっただけ」

皮肉なことに、心の問題をあまり重要視しない神経を専門とする医師たちが、心の病気をきちんと診てもらえなかった患者や心の病気を否定したい患者が行き着く場所となっている。そのため、背景に心の問題が隠れている場合でも、原因不明の神経の病気として、ステロイドパルスや免疫吸着などの治療が積極的に行われてしまう。

「どうしたらいいか分かんないです。小児科は強迫性障害の面接、神経内科は足や痛みの治療、精神科は過呼吸の薬っていうふうに、それぞれの先生はそれぞれの症状をバラバラに診ているだけに思えて……。私は本当に適切な治療を受けられているんでしょうか」

原因が特定できない歩行困難、けいれん、疼痛などの神経症状はすべて精神科領域の問題なのか――この神学論争は、決して子宮頸がんワクチン問題を機に始まったことではない。

神経内科は精神科領域から神経で説明できそうなことを探す学問でもあり、日本の薬害訴訟の歴史は神経内科学と共にある。このことは、日本のワクチン訴訟の基礎である「白木4原則」を作った神経病理医で元東京大学医学部長の白木博次氏が、もともと精神科医だったことにも象徴されている。

白木博次の恩師は、HANSを唱える日本自律神経学会前理事長・黒岩義之氏らが「尊敬する」と言う豊倉康夫氏だ。豊倉氏は東京大学医学部神経内科学講座初代教授で、薬害「スモン（SMON：Subacute Myelo-Optico Neuropathy 亜急性脊髄視神経症）」の名付け親。白木氏は神経病理の講師として豊倉氏と共に薬害スモンを立証した。スモンを意識して「ハンス（HANS：HPV Vaccine-Associated Neuroimmunopathic Syndrome）」という病名が作られたことは、英語やカタカナを見れば分かるだろう。

HANS派の論調はこうだ。

「私の尊敬する豊倉先生も言っています。『2度見たら何かあると思え。3度見たら只事ではない』。僕はまさに慈恵医大の入院患者さんで3人続けて見たからHANSなんです」（黒岩氏）

「3度見たら」の構えは同じでも、スモンとハンスは同じではない。白木4原則とは、ワクチンと疾患との因果関係は、

①ワクチン接種と接種後の事故（疾病）が時間的・空間的に密接していること

②疾病についてワクチン接種以外の原因が考えられないこと

③接種後の事故と後遺症（折れ曲がり）が原則として質量的に強烈であること
④事故発生のメカニズムが実験、病理、臨床などの観点から見て科学的、学問的に実証妥当性があること

の4条件が満たされることで初めて立証されるとするもので、「医学と立法の谷間を架けるものさし」と呼ばれた。豊倉氏は、白木氏と共に薬害を立証するための科学的エビデンスを真摯に求め、提示した。

蓄積された国内外の疫学・臨床データを見る限り、少なくとも現時点のＨＡＮＳは4原則を満たしていない。

第2章で取り上げた池田修一氏も、２０１５年10月の線維筋痛症学会で「血漿交換などの治療はやっている」と語っていた。ＨＡＮＳ脳症の存在を強く信じ、積極的に血漿交換やステロイドパルスを用いることで有名な鹿児島大学医学部の高嶋博教授も、池田氏が班長を務める子宮頸がんワクチン副反応研究班に属する。神経を専門とする医師たちは、仮説を裏づけるデータを示さないまま、侵襲性の高い治療を選択する傾向にある。

もちろん、ワクチン接種との因果関係にかかわらず、自己免疫性の病気である可能性が否定できないケースもあるだろう。しかし、子宮頸がんワクチンを打っているというだけで、症状や訴えをもとに判断し、侵襲性の高い治療を用いることに関しては、疑問を持つ

医師たちも少なくない。

「HANS」の呪文で作られる患者、「治る」の一言で良くなる患者

「お互いに依存してるということですね。医者も楽だし、親も子もワクチンのせいにしたほうが楽ってこと。つきつけられなくて済むから」

彩は小さく言った。

2013年6月に政府が「積極的な接種勧奨の一時差し控え」という行政決定をしてからというもの、子宮頸がんワクチンの接種は事実上停止している。自治体の補助のおかげで7割近くあった接種率は、今や1%を下回っている。

「それでもまだ新たな患者さんが来ます。ワクチンを打ったのはもう何年も前なのに、最近、頭痛が続くからワクチンかも、生理がひどいからワクチンかもと不安になるわけです」（子宮頸がんワクチン副反応外来担当医）

HANSを唱える医師たちによれば、HANSには遅延性のアレルギー反応もあり、「何年経ってもなり、何度でもなる」と言う。

「テレビで見たけどどうしようと、相談だけで来る患者さんもたくさんいます。HANSという考えが患者を作り、それがメディアを通じて拡散し、HANSの女の子を増やしているのかもしれません」（前出の副反応外来担当医）

「HANSは治らないし、再発するといった報道が、患者さんの治療の大きなハードルになっています。うちではワクチンのせいかどうかはあまり問わないようにして治療しますが、患者さんの多くは口に出さなくても『やっぱりワクチンのせいだろう』と心のどこかで思い続けるのでしょう。本当に治るのだろうか、いつかまた悪くなるかもしれないといった不安が治療を長引かせています」（ある大学教授）

＊

手の震えと光過敏、片頭痛を主訴に関西の大学病院を受診した高校2年生の少女がいる。小6から中1までの間に、子宮頸がんワクチンを3回接種している。「小さい頃から、ピアノ、バレー、サッカー、空手と、とにかく毎日習い事をやらせていました！」と快活に答えるのは少女の母親だ。

中2の夏からまぶしさが出現した。テニス部なので目が日焼けしたのかなと思っていたが、夜のドライブで街灯を見てもまぶしく、サングラスが必要なほどになった。副生徒会長になる直前だったので、「そのプレッシャーじゃないの？」と思いつつ有名な眼科を受診すると、やはり「思春期によくある症状でしょう」と言われた。その後、ひどい片頭痛が始まり、立っていられないほどになった。

高校生になってもまぶしいのは続いていた。高1の3月、数ある習い事の中で唯一続けてきた空手の黒帯試験があった。それから3カ月くらいすると、突然、左手が勝手に動くようになった。「黒帯試験で頭を殴られすぎたのか」と心配になり、整形外科や脳外科を受診したが、異常は見つからない。

この少女が通っているのは、偏差値70を超える進学校だ。2年生から朝夕にテストがあり、毎日結果が貼り出される。「本人も京大に行きたいと言っていて、母親としても何でも行ってほしいんです！」と母親は言う。ひどい頭痛に加えて、吐き気が始まった。学校に迎えに行くこともしょっちゅうで、そんな時はいつも左手に、意識してやっているわけではないのに勝手に動く「不随意運動」が出ていたが、母親はまた「テストや受験のプレッシャーかな」と受け流していた。

しかし、子宮頸がんワクチンで光過敏になったという子の話をテレビで見て「自分の症状とそっくりだ」と思った少女は母親に相談。親子でこの大学病院を訪ねることにした。

幸いなことに主治医には「ワクチンは関係ないかなぁ」と言われた。親子ともに胸をなでおろすと、不随意運動は驚くほど治まったという。

少女の主治医はこう言う。「新しい接種者もほとんどいない今、症状もないのに不安だけで受診する子たちがほとんどです。症状があっても『ワクチンは関係ないよ』と言うと安心し、もう来ません。昨日もひとり来て帰りました」。一方、母親は「高3になるんだからもっと頑張りなさいって、昨日また言っちゃったんです、そうしたら手の震えがまた出ちゃって。ほんと、私のせいかも」と悪びれない。

「親御さんがどっしりと構えているとほとんどの子どもは良くなります。本来であれば、検査に異常がない時点で医者のほうも、安心しろ、治る、とはっきり言うことが大切なんです。残念ながらこういう施設が少ない。必要な子には心理療法や運動療法をやりますが、薬や点滴とは違って、時間はかかるけどお金は取れない。一般病院ではそんなキャパがありません」（大学病院勤務の少女の主治医）

「じゃあもう会は要らないわよね？」という電話

「治るって言ったらいけないんです。患者会だからどうやったら治るのかという情報を共有するのが目的なのに、変ですよね」

こう語るのは子どもが回復して、「被害者の会」をやめたある母親だ。

「食事療法などで治ったと言ったら、今まで毎日のようにチャットで親しくしていたのに電話がかかってきて『あら、じゃあもう会は要らないわよね？』と言われました。別に要らないなんて言ってないのに、何の断りもなく掲示板からも追い出され、ＳＮＳもブロックされました」

似た訴えを複数の元「被害者の会」の大人たちから聞いた。

全国子宮頸がんワクチン被害者連絡会――通称「被害者の会」。子宮頸がんワクチン関連の患者や家族の間では「会」と短く呼ばれている。「被害者の会」という名称だが患者である少女たちの会ではなく、実際には「被害者」の親たちの、特に母親たちの会である。

彩は言う。

「大人に子どもはみんなひいてます。特に食事療法の人たちと会の人たちがいがみ合って、子どもたちはやめてよって思ってる。食事療法の人たちも大人ばかりで、知っている子どもはひとりだけです」

彩は「知っている」という言葉を使ったが、子ども同士もツイッターでつながっているだけで互いに顔は知らない。ツイッターでつながる少女の数は50人程度だが、互いにフォローし合っているだけで、大人のように頻繁にはつぶやかない。子どものLINEグループもあるが、全く盛り上がっていないという。

「会は、ワクチンのせいって言ってくれないと納得しない親たちの集まり。子どもはみんなそう思ってる。子どもたちは、親がワクチンのせいだと言ってるし、他に言いようがない感じだと思う。自分の親を否定できないです……しかも自分のためにやってくれているんだって思ったら余計に。実際には、どの子どももそっとしておいてほしいんだと思う。どんな子も『辛いから現状知ってほしい』なんて考えてる感じはありません。みんな具合悪いし、困ってるし。嫌だけど、親みたいに騒いでいません」

私の書いた記事にネット上で大騒ぎしていたのも、確かに大人ばかりだった。「私も半分、うんうんと思いながら読みました。免疫吸着が効いたから違う！って、反発もしましたけど。子どもたちが静かだったのは、なんにも言えなかったからじゃないかな」と、彩は言う。

子宮頸がんワクチンのせいで娘が体調を崩したという母親たちはSNSを通じて知り合い、「会」を組織した。SNSを使って娘の症状を詳細に発信し、仲間内でフォロワーを増やした。国会や製薬会社に乗り込む母親たちにはカメラや取材のマイクが向けられ、普通の母親たちは特別な母親たちになった。会やSNS上のネットワークは一見、救済や補償を目的としたアクティブな運動体のように見える。しかし、会は母親たちの自己実現の場であり、SNSは学校に行けなくなった孤独な少女たちの大切な居場所でもある。

＊

「うちの親は会の人たちみたいじゃなくて本当に良かったたって思います。母はワクチンはどっちでもいい人。父はワクチンじゃないかと言うと突然張り切り出す人です。精神的なものも大きいけれど、ワクチンもちょっとはあるだろうと思ってる。私もまだ、完全にワクチンのせいじゃないとは思っていませんが、絶対にワクチンじゃなきゃダメだっていう気はしません」

「電極の話を聞いてぞっとしました。ツイッター上には『うちの子が私を切り刻んで原因と治療法を探してと言っている』なんて書く親もいますが、あれも会の人。子どもが本当にそう言ってるのかは分からないけど、とにかく会では（症状が）重いほうが偉いみたいな感じになっちゃってて、意味が分かりません」

「前は親と仲が悪いというか、喧嘩ができなくて辛かった。自分の不満を言えるようになって、体調のことを分かってもらえて今はだいぶ楽になったけど。特に中3の頃、体調が良くないのに親に学校行けって言われて本当に辛かった。苦しくて、頭痛くて、だるい。

食欲もなくて体重が6キロ減りました。起きてはいるけれど布団から出られない。母親にはウソとか仮病とか言われるし、父親には『世の中もっと辛い人がいるのに自分だけ辛いと思うな』ってよく怒鳴られました。でも、今は分かってくれてる、本当に私のこと考えてくれてる、いい親だなって思います」

あれほどまでに反発していた親に彩は今、とても感謝している。私が、「中2からだから、もう4年だもんね。でも、良くなってきたし、このまま良くなっちゃえばいいね」と言うと、彩はこう答えた。

「4年なんですね……しみじみ。今は特に不自由もないし、免疫吸着も必要と感じていません。大学行ったら治っちゃうんじゃないかって感じもします。侵襲性の低い治療で良くなっちゃえばいい。何もしないで治ったらほんといい。子どもたちはその考えにとても共感すると思います」

少女を治したもの

「私は小児心理面接を2年半、精神科に行って抗うつ薬も飲んで、過呼吸には安定剤も飲みました。一応、ひととおりやった気でいて、それでも良くならないから最終的にステロイドパルスとか免疫吸着を試してもいいのかなって思ったんです。しかも、免疫吸着やったら良くなった！　でも、『治療した気分になったから良くなったのかな』というのもありました。医療者は患者さんの心の問題というのを軽んじていると思う。けれども、身体の問題と同じくらい真剣に、心のほうにも向き合ってほしいです。そもそも、私、こんなに長い時間をかけて自分のことを全部、ひとりの先生にしゃべったことがありません」

この日の取材は7時間に及んでいた。受験が終わって、卒業が決まったのも大きいだろう。

しかし、彩を治したのは、時の流れだけではない。いくつもの診療科からのいくつもの薬や心理面接、免疫吸着も効果があったのかもしれないが、少女を治したのは、免疫吸着のために1回100万円の費用を2度も工面し、少女の体調不良に辛抱強く付き合いながらもどっしりと構えていた親、そして、その親に感謝した少女の心ではないのだろうか。

世界一の高さを誇る電波塔スカイツリーと、プラネタリウムに広がるダイヤモンドを砕いたような夜空。彩はスカイツリーの立つこの都会で、新たな生活を始める。辛く苦しい少女時代だった。しかし、この経験は彩を、患者を思いやることのできる医療者へと成長させるに違いない。

卒業式が終わったらほっとしたのかまた寝込んでいるという彩と、プラネタリウムに行く約束はまだ果たせていない。そして、プラネタリウムの作者である私の患者さんは、また元気になり、日々、新しい夜空を作っている。

あとがき

２０１７年７月14日、ＷＨＯの諮問委員会ＧＡＣＶＳは、子宮頸がんワクチンの安全性に関する新たな声明を出し、日本の現状への懸念を示した。ＷＨＯが声明で日本への懸念を示したのはこれで３度目となる。

声明は「ワクチンを適切に導入した国では若い女性の前がん病変が約50％減少したのとは対照的に」という文章に続いて日本の名前を挙げ、「１９９５年から２００５年で３・４％増加した日本の子宮頸がんの死亡率は、２００５年から２０１５年には５・９％増加し、増加傾向は今後15歳から44歳で顕著となるだろう」と具体的な数字を挙げた。

今回の声明の趣旨を一言で言うと「子宮頸がんワクチンのゼロリスク」。前回の声明で唯一のリスクとして挙げられた、フランスにおける２００万人のデータから得た「ギランバレー症候群の発症率が10万分の１程度上昇する可能性」（本書70頁参照）について、イギリスで１０４０万接種、アメリカで６０００万接種と副反応報告のあった２７０万接種を解析した結果、接種本数、メーカー、接種からの期間等を問わず「ギランバレー発症のリスクは否定できる」と評価を改めた。

ソーシャルメディア上でよく見かける「子宮頸がんワクチンで不妊になる」という陰謀論への明快な答えも用意された。子宮頸がんワクチン不妊化説は「子宮」という言葉からの単純な連想によるもので、科学的根拠はない。若い女性に接種するワクチンだけに妊娠出産に関する安全性の担保が重要なことは言うまでもないが、デンマークの54万8805例、アメリカの9万2000例の妊娠について行った解析結果は、いずれも「ワクチンとの因果関係はなし」。妊娠に気づかず妊娠中に接種してしまった場合でも、母子共にリスクは認められなかった。


CRPS（複合性局所疼痛症候群）やPOTS（起立性頻脈症候群）の「症例報告」が相次いで接種率が低迷している国として、前回の声明（本書69頁）に引き続き日本が、新たにデンマークの名前が挙がった。WHOは前回の声明でも欧米のデータに基づき「CRPSやPOTSと子宮頸がんワクチンとの間に因果関係はない」との評価だったが、今回は大阪大学・祖父江班の全国疫学調査（本書188頁）の結果にも触れ、CRPSやPOTSに見られる疼痛や運動障害などの症状は、女子に多いが男子にも、ワクチン接種者にも見られるが非接種者にも見られたとして「因果関係なし」の評価を保持した。

「危険だ」はニュースになっても、「安全だ」はニュースにはならない。しかし、国民が

「安全だ」と知らずに危険を信じ込んでいる状況は、本当に危険でもニュースでもないのだろうか。私の知る限りでは、ジョン・マドックス賞受賞のニュースが出るまでに、WHOの新しい声明について報じた日本のメディアはない。

WHOの声明から約10日後の7月25日、池田修一元教授のグループが、「Drug Safety」(「医薬品の安全」の意)という雑誌に、子宮頸がんワクチンによる副反応に関する英語論文を発表した。関連施設の子宮頸がんワクチン外来を受診した患者120人を対象とする、解析に耐える規模を持たない小集団での研究で、ワクチン接種から症状が出るまでの平均期間は319日と1年近い。ワクチン接種と患者の症状との因果関係を裏づける科学的指標が存在しないと海外からも批判の声がすぐに上がった。「Drug Safety」の編集部には、薬害問題を扱うNPOの日本人医師も名を連ねている。

また、8月には池田氏が役員を務めていた日本内科学会の「日本内科学会雑誌」が「脳と自律神経の症状を呈する新病態 ヒトパピローマウイルス(子宮頸がん)ワクチン接種後にみられる中枢神経系関連症状」という論文を掲載し、「因果関係は確定できないが、子宮頸がんワクチン接種後に出現している症状」として、漢字が覚えられない、年号が覚えられない、提出物を忘れる、前日の行動を覚えていない、簡単な計算ができない、国語のテストの文章のあらすじが理解できない、原因が不明だが成績が下がる、勉強を10分しか続けられないなどが多かったと発表した。これらの症状は、「記憶障害」「計算障害」「学習障害」「集中障害」であるとされている。

ＷＨＯの声明はこう締めくくられている。

「２０１７年、ＧＡＣＶＳはシステマティックレビュー（論文をくまなく検索すること）を行い、良質なコホートを用いた世界各国のランダム化比較試験（バイアスを排除したもっとも信頼性の高い研究）を対象とする７万３６９７症例についての分析を行ったところ、すべての症状について子宮頸がんワクチンとの因果関係が認められないという結論を得た。しかし、科学的分析とは裏腹に、世界では症例観察に基づく誤った報告や根拠のない主張が注目を集めている。今後もモニタリングを続け、大規模データの解析を通じてワクチンへの信頼を維持していくことが大切だが、その過程で、科学的実体を持たないアーチファクト（二次的な事象）が観察されることがある。これこそが『挑戦』だ」

小さな危険のサインを見逃さないことも大切だが、解析に耐える規模のデータをもとにバイアスを排除した解析を行うのが科学。経験は限られていることを念頭に置き、逸話的症例に飛びついて誤った結論を出さない謙虚さも必要だ。

２０１７年8月４日、南米コロンビアで、日本に次ぎ世界2番目となる、子宮頸がんワクチンの国家賠償請求訴訟が始まった。私が２０１５年10月、「Wedge」に発表した「子宮頸がんワクチン再開できず　日本が世界に広げる薬害騒動」で書いた懸念が現実のものとなりつつある。被害を訴える７００人が、コロンビア政府とワクチン製造企業を訴え、賠償請求額は４兆９億ペソ（当時のレートで約１４６０億円）と日本を上回る規模となっている。

日本から世界へと飛び散ったワクチン不安が、着地した各国でくすぶり出していた２０１７年11月30日、私は、英科学誌「ネイチャー」などが主催する、ジョン・マドックス賞を受賞した。「ネイチャー」の名物編集長だったジョン・マドックス卿の名を冠したこの賞は、敵意や困難に遭いながらも公益に資する科学的理解を広めることに貢献した個人に与えられる。竹内薫氏の『科学嫌いが日本を滅ぼす――「ネイチャー」「サイエンス」に何を学ぶか』によれば、「ネイチャー」の特徴は、その果敢なジャーナリズム精神。マドックスは、「科学は科学だけで終始しない。政治や経済とも密接にかかわってくる」という考えのもと、政府にも一流の科学者にも対等の立場から直言を続けたという。ジョン・マドックス賞が、単なる研究者ではなく、サイエンスを社会に伝える仕事をする人物に与えられるというのも頷ける。

海外メディアは受賞を大きく取り上げた。イギリスでは「BBCワールドニュース」とBBC「ラジオ4」の老舗番組「ウーマンズ・アワー」に生出演。「ガーディアン」紙が「子宮頸がんワクチンの誤報と戦った村中璃子医師、2017年ジョン・マドックス賞を勝ち取る――接種率を70%から1%に下落させる激しい反ワクチン運動の最中、ワクチンの安全性を説き受賞（Doctor wins 2017 John Maddox prize for countering HPV vaccine misinformation - Riko Muranaka awarded prize for efforts to explain jabs's safety amid scare campaigns which have seen Japanese vaccination rate fall from over 70% to 1%）」の見出しで報じた他、「オブザーバー」紙は「親のワクチン拒否による女性の健康に関する不安――子宮頸がんワクチン接種率が低下した3つの国に見るソーシャルメディアの功罪（Fears for women's health as parents reject HPV vaccine - Three nations blame social media for fall in number of girls given cervical cancer jabs）」の見出しで報じた。オランダやスロベニア、チェコ、スペイン、海を越えてアメリカのVOX、中国、韓国、ベトナムなどの新聞をはじめとする各種メディアも日本の子宮頸がんワクチン問題を「反ワクチン運動がメディアも政府ものっとった異常事態」として報じた。ノーベル賞以外は報じないという「ネイチャー」誌のライバル「サイエンス」誌も、「反ワクチン運動家たちと戦った日本人医師が賞を勝ち取る」のタイトルでQ&A形式の取材記事を掲載した。余談になるが、BBCラジオの「ウーマンズ・アワー」では有名ラジオパーソナリティが、ベトナム人の映画監督、トリン・ミンハと私を取り違えるハプニングが起き、いくつもの大衆紙やオンラインメディアが大喜びでその話を取り上げた。

ところが、同じ「ネイチャー」誌でも、小保方晴子氏のSTAP細胞ではあの騒ぎだった国内メディアは、驚くほど消極的だった。リリースは関係者に配布してあったが、オンラインメディア以外で速報したのは「産経新聞」と「北海道新聞」だけ。しかも小さなベタ記事だった。受賞から2週間以上経った12月18日、厚労省記者クラブで受賞報告の会見を行ったところ、「東京新聞」だけは朝刊に写真入りで大きく報じた。が、全国紙は「朝日新聞」と「読売新聞」がベタ記事とも言えないほど小さな記事を掲載しただけだった。

一方、インターネットは私の受賞が報じられないという話でもちきりだった。「毎日新聞」は、坂村健氏と三浦瑠麗《るり》氏による「報じられない問題」の外部論説を掲載したが、媒体としての責任は回避したままだ。NHKは全員が忙しいとのことで、会見に1人の記者も出さなかった。

政府が事実上接種を停止してしまったという事実以外に海外のメディアがもっとも着目したのは、意外にも「接種率は70％から1％に落ちた」という数字（本書20頁参照）だった。接種率は、ウェイクフィールド事件の時ですら、90％が80％と10％低下しただけだった

（本書200頁参照）。専門家はあくまでも、ワクチンを接種していない人や接種できない人の感染まで防ぐ「集団効果」が弱まることを懸念して、80%というラインを問題視したに過ぎない。私は「1%は誤植か？」「そんなに極端な接種率低下はなぜ起きたのか？」などの質問をほぼすべての海外メディアから受けた。

でも、変化は起きている。私がネットで無料公開した本書と同じタイトルの受賞スピーチ「10万個の子宮」はよく読まれ、ツイッターはスピーチにつけた、本書の表紙と同じ、泣いているような青い花のアイコンで埋め尽くされた。一般読者からの応援メッセージも増えた。「妻を説得して娘にワクチンを受けさせることができました」「昨日、子どもが生まれました。この子には妻と子宮頸がんワクチンを打たせようと話しました」「娘にワクチンを受けさせてからずっと心配でした。でも、安心しました。応援しています」

それでも大手メディアが報じなければ世論は変わらないと嘆く私に、以前から私を強く支援してくれているある医師からこんなメッセージも届いた。

「先生の受賞は良い風を吹き込んでいます。そよ風でも良いのです。心地よい風です。世界が味方してくれています」

そよ風でもいい――。ここまで十分に長かったたし、賞をもらった。こうして本も出せたけれど、これで終わりじゃない。そよ風は吹き始めたばかりだ。マドックス賞審査員の講評には「サイエンスを社会に伝えるための勇気と優れたリーダーシップは、彼女を孤独にもした。この孤独は多くの科学の書き手、伝え手たちが知るところであり、私たちは、団結がなぜ必要なのかを改めて自らに問い直す必要がある」ともあった。しかし、「そよ風でもいい」と言ってくれる人たちに支えられている私は、決して孤独ではない。

＊「ネイチャー」ウェブ版掲載の受賞リリースは以下のとおり。「女性の健康の守護者、村中璃子医師、２０１７年ジョン・マドックス賞を受賞（Women's health champion, Dr Riko Muranaka, awarded the 2017 John Maddox Prize for Standing up for Science）」http://www.nature.com/press_releases/john-maddox-2017.html

＊

受賞からさかのぼること約1年半前の、２０１６年7月26日深夜。世界初の子宮頸がんワクチン集団提訴が起きる日まであと2時間という頃、私は一本の電話を受け取った。

「大変申し訳ないのですが、明日の朝出す予定だった記事は出せません」

月刊「Wedge」の新編集長からの電話だった。つい15分ほど前に、7月から新担当となった編集者と明朝ウェブ公開の記事について校了のやり取りを終えた矢先のことだった。

「理由を説明してもらえませんか」

「経営判断です。大変申し訳ないのですが、それ以上は言えません。版権は放棄しますのでお好きなところから出してください」

何度理由を尋ねても、「大変申し訳ない」「経営判断」の一点張りだった。なんとか記事を掲載してほしいと思いつく限りの出版社と朝までやり取りしてお願いしたが、その時間から記事を出してくれそうなところはなかった。もちろん、時間が時間だったこともあり、私の付き合いのある編集者に決定権がないということもあったかもしれない。しかし、どのメディアも、定期接種であるはずの子宮頸がんワクチンが何年も事実上の接種停止状態に陥り、ついには世界初の国家賠償請求の対象にまでなってしまったという事態を前に判断を下せなかったというのが真実に近いだろう。

提訴日から約2週間前の「朝日新聞」は、「3月時点では、提訴の意思表明をした女性は12人だったが、全国で原告を募ったところ、64人に増えた」と報じた。原告は3カ月で5倍以上に膨れ上がっていた。記事は、情報公開請求で入手した名古屋の最終解析を手に、その日、裁判所に向かおうとしている原告の女の子たちに読んでもらいたいとの思いで書いたものだった。ひとりでも原告を降りる決断をする女の子が出てくれればと思っていた。提訴日の報道で、原告が63人と1人減ったことを知った。そのあとでまた1人減ったのか、

12月14日に新たな原告57人による二次提訴があった際には、原告は計119人と報じられた。翌2017年5月18日には、さらに6人が三次提訴を起こし、原告は計125人となった。

子宮頸がんワクチン問題は医療問題ではない。子宮頸がんワクチン問題は日本社会の縮図だ。この問題を語る語彙は、思春期、性、母子関係、自己実現、妊娠出産、痛み、死といった女性のライフサイクル全般に関わるものはもとより、市民権と社会運動、権力と名誉と金、メディア・政治・アカデミアの機能不全、代替医療と宗教、科学と法廷といった社会全般を語る言葉であり、真実を幻へといざなう負の引力を帯びている。

2016年7月27日の記事は、名古屋市の最終解析と同じく幻となって消えた。しかし、今改めて問題を振り返り、この本にそのエッセンスを込めることはできた。タイムリーに記事を読み、さらにこの本を読んでもう十分に頭が整理されたという読者にも、そんな事情を思い浮かべながらもう一度この本を読んでもらえたらと思う。

最後に、平凡社の岸本洋和さん、藤原書店の刈屋琢さん、三輪舎の中岡祐介さん、月刊「Wedge」元編集長の大江紀洋さん、「新潮45」編集長の若杉良作さん、日本産婦人科医会の木下勝之先生、石渡勇先生、北海道大学小児科の有賀正先生、国立成育医療センターの五十嵐隆先生、京都大学大学院医学研究科の本庶佑先生、松田文彦先生をはじめとする全国の医師、子宮頸がん患者とその家族のみなさん、身体表現性の症状に苦しむ患者さん、話を聞かせてくれた子宮頸がんワクチンを打った女の子たち、そして、取材や締め切りだと言ってはいつも不在で上の空の私を大目に見てくれた家族に心から感謝の気持ちを伝えます。いろんな人たちの思いと応援でやっと生まれた一冊です。

村中璃子

2018年2月

子宮頸がんワクチン問題関連年表

※ゴシック体は子宮頸がんワクチン問題一般の経過、明朝体は筆者の裁判の経過

2009年	12月	サーバリックス（グラクソ・スミスクライン）、日本で販売開始
2011年	8月	ガーダシル（MSD）、日本で販売開始
2013年	3月25日	全国子宮頸がんワクチン被害者連絡会（「被害者の会」）設立
	4月1日	子宮頸がんワクチン定期接種化
	6月14日	積極的接種勧奨の停止
	12月25日	第6回厚生科学審議会（予防接種・ワクチン分科会副反応検討部会）開催
2014年	初頭	HANSを提唱する医師の出現
2015年	9月16日	「救済」開始の発表
	9月17日	「1割が未回復」報道
	10月20日	子宮頸がんワクチン問題のシリーズ記事第1作掲載の月刊「Wedge」11月号発売
	12月14日	名古屋市が実施した7万人の少女を対象とした大規模調査の中間解析発表
	12月17日	世界保健機関（WHO）／GACVSによる日本の名指し批判
2016年	3月16日	厚労省指定池田班による薬害立証を示唆するような発表（マウス実験・遺伝子）
	3月30日	被害を訴える女性たちによる「国賠予告」記者会見
	4月18日	厚労省が池田班のHLA型発表に対する見解を発表
	4月19日	日本小児科学会・日本産科婦人科学会など17の学術団体が「子宮頸がんワクチン接種推進に向けた関連学術団体の見解」を発表
	6月18日	名古屋市による中間解析結果のウェブサイトからの削除

	7月4日	薬害オンブズパースン会議が、17学術団体の見解撤回を求める意見書提出と記者会見
	7月27日	国とワクチン製造企業2社を相手取った集団提訴
	8月3日	信州大本調査委設置の決定。池田修一氏代理人が名誉毀損で提訴するとの予告FAX（厚労クラブ）
	8月17日	池田氏代理人による提訴記者会見（司法クラブ）
	9月5日	信州大本調査委メンバー決定の通知が通報者に送達。異議申し立てを行う（却下）
	9月26日	信州大予備調査委議事録不開示の知らせ
	10月11日	第1回期日（ウェッジ社と「Wedge」元編集長のみ）
	11月15日	信州大調査委結果発表記者会見
	11月24日	厚労省が池田班のマウス実験に関する見解発表
	12月6日	第2回期日（村中初期日）、厚労省・外国人記者クラブ記者会見
	12月12日	A特任教授が国際医療福祉大学を提訴
	12月26日	祖父江班発表。「非接種でも同症状」
2017年	1月18日	厚労省による池田班の評価委員会開催
	2月14日	第3回期日。「捏造」の意味を明らかにするよう裁判所から指示
	3月31日	厚労省が1月18日の池田班の評価委の結果を公表。補助金の減額と池田班継続
	4月10日	祖父江班追加解析報告。桃井委員長は接種勧奨再開の時期は明言できないと発表
	4月11日	第4回期日。裁判所より原告へ8カ所ある「ねつ造」のうち訴状では1カ所のぞかれていた「チャンピオンデータ」の部分も含め争点を確認する質問
	4月11日	原告代理人の清水勉弁護士が厚労大臣と健康局健康課予防接種室長宛てに「申し入れ書」提出

	6月13日	第5回期日。原告代理人が、「自己抗体が沈着」という表現は「反応」にとどめるべきであったとして、原告池田氏の発言・発表が事実に基づいていないことを認める
	8月4日	**コロンビアで、日本に次ぎ世界2番目となる子宮頸がんワクチンの国賠訴訟**
	9月27日	第6回期日。裁判所が生データ開示の要否について書面で回答を指示。原告は、争点は科学的な問題ではないため不要と主張
	10月31日	原告はプログレスミーティングの資料だと主張するスライドのみ提出
	11月9日	第7回期日。裁判所は生データ提出の必要性について否定的である旨を示唆
2018年	1月9日	第8回期日。生データ提出の必要性について再度議論

本書の執筆に際しては、以下の記事を元に再構成し、加筆訂正を加えた。第３章は書き下ろしである。

・「エビデンス無視で作り出される〝薬害〟子宮頸がんワクチン再開できず 日本が世界に広げる薬害騒動」「Wedge」２０１５年11月号

・「暴走する大人と沈黙する少女たち 子宮頸がんワクチン「被害」からの解放」「Wedge」２０１６年４月号

・「研究者たちはいったい何に駆られたのか 子宮頸がんワクチン薬害研究班 崩れる根拠、暴かれた捏造」「Wedge」２０１６年７月号

・「「エビデンス弱い」と厚労省を一蹴したＷＨＯの子宮頸がんワクチン安全声明」「WEDGE Infinity」２０１５年12月21日 http://wedge.ismedia.jp/articles/-/5771

・「子宮頸がんワクチンと遺伝子 池田班のミスリード 利用される日本の科学報道（前篇）」「WEDGE Infinity」２０１６年３月24日 http://wedge.ismedia.jp/articles/-/6418

・「子宮頸がんワクチン「脳障害」に根拠なし 誤報の震源は医学部長 利用される日本の科学報道（中篇）」「WEDGE Infinity」２０１６年３月29日 http://wedge.ismedia.jp/articles/-/6421

・「子宮頸がんワクチン論争 はっきり示された専門家の総意 小児科学会が投じた決着への一石」「WEDGE Infinity」２０１６年５月17日 http://wedge.ismedia.jp/articles/-/6807

・「正しくは「速報と変わらず因果関係なし」名古屋市子宮頸がんワクチン副反応疫学調査「事実上撤回」の真相」「WEDGE Infinity」２０１６年６月27日 http://wedge.ismedia.jp/articles/-/7148

・「薬害でっちあげ あまりに非科学的な子宮頸がんワクチン阻止運動」「新潮45」２０１６年12月号

・「続・薬害でっちあげ 証明されない子宮頸がんワクチンとの因果関係」「新潮45」２０１７年１月号

著者　村中璃子（むらなか・りこ）
医師、ジャーナリスト。一橋大学社会学部卒業。同大学大学院社会学研究科修士課程修了後、北海道大学医学部卒業。世界保健機関（WHO）西太平洋地域事務局の新興・再興感染症チームなどを経て、現在、現役の医師として活躍するとともに、医療問題を中心に幅広く執筆中。京都大学大学院医学研究科講師として、サイエンスジャーナリズムの講義も担当している。2014年に流行したエボラ出血熱に関する記事は、読売新聞「回顧論壇2014」で政治学者・遠藤乾氏による論考三選の一本に選ばれた。2017年、子宮頸がんワクチン問題に関する一連の著作活動により、科学雑誌「ネイチャー」などが共催するジョン・マドックス賞を日本人として初めて受賞。本書が初の著書となる。

10万個の子宮

あの激しいけいれんは子宮頸がんワクチンの副反応なのか

発行日———2018年2月7日　初版第1刷

著者————村中璃子
発行者———下中美都
発行所———株式会社平凡社
〒101-0051　東京都千代田区神田神保町3-29
電話　03-3230-6580（編集）　03-3230-6573（営業）
振替　00180-0-29639
印刷・製本——シナノ書籍印刷株式会社
装幀————アルビレオ
DTP————平凡社制作

ISBN978-4-582-51335-6　NDC分類番号495.43
四六判（18.8cm）　総ページ272
平凡社ホームページ　http://www.heibonsha.co.jp/